U0273699

POCKET BOOK SERIES OF
INTRACTABLE OCULAR SURFACE DISEASE

飞秒激光小切口角膜基质透镜取出术并发症及处理

COMPLICATIONS AND MANAGEMENT OF
SMALL INCISION LENTICULE EXTRACTION（SMILE）

主　　编　张丰菊

副 主 编　陈跃国　翟长斌

编　　者　（按姓氏汉语拼音排序）

陈跃国　北京大学第三医院

高　旭　首都医科大学附属北京同仁医院

郭　宁　首都医科大学附属北京同仁医院

李　玉　首都医科大学附属北京同仁医院

李仕明　首都医科大学附属北京同仁医院

梁　刚　云南大学附属医院

吕晓彤　首都医科大学附属北京同仁医院

宋彦铮　首都医科大学附属北京同仁医院

孙明甡　首都医科大学附属北京同仁医院

吴文静　首都医科大学附属北京同仁医院

徐玉珊　首都医科大学附属北京同仁医院

许梦尧　首都医科大学附属北京同仁医院

翟长斌　首都医科大学附属北京同仁医院

张　丽　首都医科大学附属北京同仁医院

张丰菊　首都医科大学附属北京同仁医院

张青蔚　首都医科大学附属北京同仁医院

编写秘书　宋彦铮（兼）

人民卫生出版社
·北　京·

图书在版编目（CIP）数据

飞秒激光小切口角膜基质透镜取出术并发症及处理 /
张丰菊主编. -- 北京：人民卫生出版社，2025. 1.
（眼表疑难病口袋书系列）. -- ISBN 978-7-117-37655-6

Ⅰ. R779. 6

中国国家版本馆 CIP 数据核字第 2025XP2749 号

人卫智网	www.ipmph.com	医学教育、学术、考试、健康， 购书智慧智能综合服务平台
人卫官网	www.pmph.com	人卫官方资讯发布平台

飞秒激光小切口角膜基质
透镜取出术并发症及处理
Feimiao Jiguang Xiaoqiekou Jiaomo Jizhi
Toujing Quchushu Bingfazheng ji Chuli

主　　编：张丰菊
出版发行：人民卫生出版社（中继线 010-59780011）
地　　址：北京市朝阳区潘家园南里 19 号
邮　　编：100021
E - mail：pmph @ pmph.com
购书热线：010-59787592　010-59787584　010-65264830
印　　刷：北京瑞禾彩色印刷有限公司
经　　销：新华书店
开　　本：889×1194　1/32　　印张：4
字　　数：100 千字
版　　次：2025 年 1 月第 1 版
印　　次：2025 年 2 月第 1 次印刷
标准书号：ISBN 978-7-117-37655-6
定　　价：66.00 元
打击盗版举报电话：010-59787491　E-mail：WQ @ pmph.com
质量问题联系电话：010-59787234　E-mail：zhiliang @ pmph.com
数字融合服务电话：4001118166　　E-mail：zengzhi @ pmph.com

主编简介

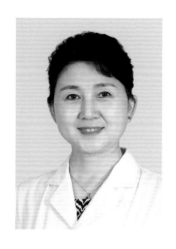

张丰菊，教授、主任医师、医学博士、博士研究生导师。1983—1992年本硕博连读并毕业于中国医科大学，获眼科医学博士学位；1999年获国家教育委员会资助公派赴瑞典卡罗林斯卡医学院附属眼科医院（Karolinska Institute St. Erik's Eye Hospital）做博士后研究。现任首都医科大学附属北京同仁医院医学视光科主任、中华医学会眼科学分会眼视光学组副组长、中国医师协会眼科医师分会屈光手术专业委员会副主任委员、中国医师协会眼科医师分会眼视光学专业委员会副主任委员、中国女医师协会视光学专业委员会副主任委员、中国标准化协会卫生健康专业委员会副秘书长、国家卫生健康标准委员会学校卫生标准专业委员会观察员、中国健康管理协会接触镜安全监控与视觉健康专业委员会常务委员、中国民族卫生协会眼科学分会常务委员、中国老年学和老年医学学会眼科学分会常务委员、中国中药协会眼保健中医药技术专业委员会常务委员、中华预防医学会公共卫生眼科学分会委员会委员、World College of Refractive Surgery and Visual Sciences 成员等职务，担任《中华眼科杂志》《中华眼视光与视觉科学杂志》《中华医学杂志》《中国实用眼科杂志》《眼科新进展》《眼科》、Asia-Pacific Journal of Ophthalmology 等杂志编委；2015—2018年任亚太眼科学会屈光手术专业学组秘书。

从事眼科工作30余年，多年来致力于屈光不正和白内障临床治疗和基础研究工作。多次获省、市级表彰的荣誉称号，获市级政府津贴。2017 年获 APAO 亚太眼科学会个人成就奖，2021 年获爱尔·中国眼视光年度贡献奖，2013 年获北京市卫生系统"215"高层次人才项目学科带头人。先后主持国家自然科学基金面上项目 5 项、国家"十一五""十二五"科技攻关课题合作项目、科技部"十二五"支撑合作项目、北京市科学技术委员会科技计划项目及北京市教育委员会科技计划重点项目、北京市自然基金各一项。获国家教育部成果奖一等奖、北京医学科技奖二等奖、省科技进步奖二三等奖及市科技进步奖一等奖等。在国内外学术刊物发表学术论文 170 余篇，近年来在中华系列杂志受邀撰写多篇专家述评类文章，为国内临床激光角膜屈光手术安全、有效、稳步、健康地推进提供了科学和实用的参考资料。主编《激光角膜屈光手术矫正近视 张丰菊 2024 观点》《实用角膜屈光手术教程》《近视矫治相关并发症病例图解与诊疗思维》《老视》；主译《眼科疾病的发病机制与治疗》《LASIK：角膜屈光手术新进展》《眼科飞秒激光手术》；副主编《个体化全激光角膜屈光手术教程》《角膜屈光手术并发症案例图解》《飞秒激光屈光手术学》《白内障与屈光手术学》；副主译《病理性近视》；参与编写国家卫生健康委"十三五"规划教材《眼科学》、"十二五"规划教材《屈光手术学》、*Mastering the Techniques of IOL Calculations*、*Mastering Advanced Surface Ablation Techniques* 等国内外教材、学术专著多部。牵头及参与《激光角膜屈光手术技术规范第 1 部分：准分子激光角膜屈光手术》和《儿童青少年近视精准防控临床中心基本要求》等多项团体标准和临床指南的制定，牵头建立华北地区首个"近视精准防治临床示范中心"。同时秉承"授之以鱼不如授之以渔"的理念，循循善教，培养的近百名研究生已成为全国各地相关领域的中坚力量，先后两届被评为首都医科大学附属北京同仁医院眼科中心优秀导师。近年来，在国内青少年近视防控及激光角膜屈光手术个性化治疗的安全性质量控制继续教育、技能培训、知识普及和规范化实施专家共识方面做了大量的引领、推进工作，坚持不懈地为近视的规范诊疗、合理干预及质量提升而努力探索，为近视全生命周期的眼健康保驾护航。

副主编简介

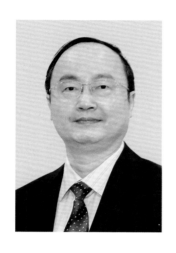

陈跃国，北京大学第三医院眼科教授、主任医师、博士研究生导师；北京大学第三医院眼科屈光手术及视光中心主任，兼任北京大学激光医学研究所所长。

1987年毕业于浙江大学医学院，获医学学士学位；1993年毕业于北京大学医学部，获医学博士学位。2001年在美国约翰·霍普金斯大学医学院完成博士后研究。在国内较早从事角膜屈光手术的临床与基础研究，担任国家大型医疗器械上岗考试主要培训教师，原卫生部相关行业标准、医药协会团体标准起草人之一。现任中国医疗保健国际交流促进会视觉健康分会常务委员、中国医师协会眼科医师分会屈光手术专业委员会副主任委员、北京眼科学会常务理事。担任《中华眼科杂志》《中华眼视光与视觉科学杂志》《眼科》《眼科新进展》等多种学术期刊编委。主持完成临床研究课题多项，以第一作者或通信作者在国内外核心期刊发表论著100余篇，主编及主译专著和教材8部，参与编写屈光手术及眼表疾病领域专著20余部。

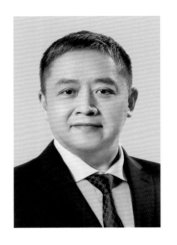

翟长斌，首都医科大学附属北京同仁医院眼科屈光手术中心主任、主任医师。中国医师协会眼科医师分会屈光手术专业委员会委员、中华医学会激光医学分会委员、中国医药教育协会眼科专业委员会委员、北京中西医结合学会眼科专业委员会学术委员。

对屈光不正的预防和治疗有丰富的临床经验。每年完成大量飞秒激光及准分子激光屈光手术，在手术适应证选择、手术方式选择、手术设计、手术并发症处理等方面具有丰富的临床经验。

曾获北京市科学技术委员会科技新星计划资助，参与完成了"多种免疫抑制剂对角膜移植免疫排斥治疗的研究"项目，获北京市科学技术进步奖三等奖。主持完成屈光手术相关课题多项，曾获第一届世界华人眼科大会青年优秀论文奖，撰写、发表眼科论文多篇。

▌"眼表疑难病口袋书系列"总序

2015 年，人民卫生出版社出版的"眼表疾病临床系列"赢得了各级医院眼科医生的广泛关注和欢迎，在提高各级临床医生对眼表疾病的诊疗水平方面发挥了重要作用。为落实《"健康中国 2030"规划纲要》中提出的"实现优质医疗卫生资源配置均衡化，省域内人人享有均质化的疑难病症诊疗服务"的方针，2023 年人民卫生出版社又推出了"眼表疑难病口袋书系列"，旨在进一步提升省市级医院眼科医生对眼表疑难病的诊治水平。

在秉承"眼表疾病临床系列"注重实用性宗旨的基础上，本系列主要突出以下特点：

1. 老中青专家担任主编　在主编队伍的遴选中，既邀请有突出学术成果的核心专家，又吸纳有学术造诣的中青年骨干专家，希望能为我国从事眼表与角膜疾病的中青年专家提供一个展示学术能力的平台，促进该专业优秀书籍的出版。

2. 聚焦疑难，答疑解惑　眼表疑难病选题的主要方向为：涵盖临床时有遇见，人人都有所了解，但又有不少存疑的病症，譬如《眼睑痉挛》一书（龚岚教授、林通医师主编）；或者临床虽不常见，但在眼表其他疾病鉴别诊断中又十分重要的疑难病症，譬如《眼黏膜类天疱疮》一书（张弘教授、王晶娆医师主编）。

3. 实用易懂，纸数融合　口袋书系列按照"一本小书讲明一个小病"的编写理念，为临床医生答疑解惑；每本书 3 万～5 万字，且有图文并茂、讲解清晰、指导性强的特点，同时配有视频及相关课件，更顺应数字时代读者学习的多元化需求。

4. 设计简约，便于携带　在口袋书系列的开本整体设计过程中，力求在简约之中体现专业底蕴；选用较小的开本，以更便于读者携带，可"随时随地"阅读。

总而言之，"眼表疑难病口袋书系列"是一套临床实用性强的参考书，随着我们选题范围的不断衍展，期待能有更多的专家关注并参与其中。

"眼表疑难病口袋书系列"计划出版品种

	书名
1	《飞秒激光小切口角膜基质透镜取出术并发症及处理》
2	《眼黏膜类天疱疮》
3	《眼睑痉挛》*
4	《神经营养性角膜病变》
5	《角膜上皮细胞功能障碍》*
6	《Stevens-Johnson 综合征和移植物宿主病》
7	《眼表化学伤》
8	《羊膜的临床应用》
9	《眼表寄生虫病》
10	《衣原体性眼表疾病》
11	《角膜营养不良》
12	《角膜层间感染》
13	《前巩膜炎》
14	《角膜皮样瘤》
15	《结膜淋巴瘤》
16	《角膜体征鉴别诊断》
17	《角膜接触镜并发症》

*：已经出版发行

"眼表疑难病口袋书系列"总主编　孙旭光

2025 年元月　于北京

序一

我国是近视人口大国，角膜屈光手术已成为我国 18 岁以上青壮年屈光不正患者矫正视力的主要方法之一。随着激光技术的进步及屈光手术的推广，我国选择摘镜手术的屈光不正人群不断扩大。角膜屈光手术不仅仅是青年人为满足考学、就业等人生需求的前期准备，而且越来越多的工作人群也希望通过此项手术技术提高生活质量。我国是国际上较早开展飞秒激光小切口角膜基质透镜取出术（small incision lenticule extraction，SMILE）的国家之一，无论是手术数量还是手术技术水平都处于国际领先位置。作为受众群体如此庞大的一种手术方法，屈光矫正手术具有明显的特殊性，对手术细节要求高，"容错率"极低。然而，我们的屈光矫正手术专业工作者并没有因为工作任务的繁重而忽略对手术质量的追求以及对相应并发症的防治。

本书主编张丰菊教授是首都医科大学附属北京同仁医院视光学专业的领军人之一。经过 30 余年的临床及科研经验积累，她的角膜屈光手术技术已达到"炉火纯青"的程度，并致力于屈光矫正手术的规范化推广工作，其主要目的是最大限度地降低我国屈光矫正手术的潜在医疗风险，为屈光手术的健康可持续发展保驾护航。张丰菊教授笔耕不辍，在角膜屈光矫正手术并发症的防治方面已撰写了多部专著，不仅主持和参与了我国多项屈光手术专家共识的编写，还主编了《近视矫治相关并发症病例图解与诊疗思维》一书，在读者群中反响极好。

此次《飞秒激光小切口角膜基质透镜取出术并发症及处理》的编写，特别针对目前我国发展最快的 SMILE 手术中发生的并发症问题，以"口袋书"的形式展现给各位读者，本书在兼顾专业性的同时做到了内容简洁，言语达意，重点突出，更强调了可读性，真正体现了口袋书可随时查阅的特点。本人很高兴能够为这一非常实用的口袋书作序并予以推荐，相信本书的出版发行一定会对我国 SMILE 手术规范化技术的普及及医疗质量的提升起到很好的指导作用。

最后，衷心祝愿我国屈光矫正手术事业不断健康发展，并高质量地服务于更多的屈光不正人群。

魏文斌
2025 年元月
于首都医科大学附属北京同仁医院

序二

当今时代，科技发展日新月异，也推动了医学的快速发展，在医学领域出现了许多新技术，而每一种新的医疗技术出现，都会经历初试、了解、熟悉、掌握、精通，甚至反思的阶段。在这个过程中，最先尝试并应用新技术的专家可谓历险者，尤为难能可贵，因为他们在这个历程中可能经历非常多的未知挑战和一些质疑，并坚持探索，去粗取精，不断提升，在新技术的应用和推广中发挥着重要的作用。

我与张丰菊教授熟识多年，她不仅是我们屈光手术界集大成者，更是一位勇于尝试新技术，精于把握技术要点，善于总结技术经验，且乐于传道授业的无私学者。我也非常荣幸受邀为本书作序，希望此书能带给中国广大的屈光手术医生一些有价值的临床指导和重要的手术参考信息。

SMILE 手术进入我国临床已有 10 余年，中国的医生为该技术的推广付出了许多努力，并进行了许多探索和研究，证实其为一种安全性、有效性、可预测性均较为优秀的术式。目前，该技术在我国各地已处于蓬勃发展的态势。作为我国最早一批应用该技术的初探者和手术者，我们深知该手术可能出现的并发症对手术最终效果的不良影响，而及时有效地预防和处理这些并发症是手术安全的重要保障，也是目前绝大多数初学者及年轻医生需要熟识并予以掌握的。本书通过口袋书的形式，以提纲挈领的阐述和简明扼要的总结，辅以经典病例介绍，将张丰菊教授数年来积累的临床经验总结成文，使读者能够快速学习和掌握 SMILE 手术的核心要点和并发症的处理思路。同时，对于一些已有相关手术经验的读者来说，也会从本书中得到启发和收获。

最后，希望大家不仅能从本书中收获知识和经验，同时更能感受到张教授的专注与热情。分享是一种美德，相互借鉴可以提高，期待能与更多的同道一起，为我国屈光手术的蓬勃发展保驾护航，促进中国屈光手术事业的健康发展。

王　雁

2025 年元月

天津市眼科医院、南开大学附属医院眼科

▎ 前言

　　中国角膜屈光手术经历了从学习、消化、吸收到创新的转变，是一个不断追求、不断进步、不断创新的历程。随着飞秒激光技术的逐渐完善，飞秒激光小切口角膜基质透镜取出术（SMILE）已从传统的开放式转变为密闭式，从而保留了比较坚实的角膜前基质组织，使得角膜屈光手术的微创性得到了进一步提升。SMILE手术进入中国临床已10余年，国内专家们以其娴熟的手术技巧积累了丰富的手术量，并完成了相关深入研究的学术专著，引起了国际同行的密切关注，同时也成为世界上SMILE技术的同行者甚至领跑者。

　　国内SMILE手术的稳步开展得益于专家们严格的培训和质量控制。本人在多年的临床一线工作中诊疗了一定数量的SMILE手术并发症病例，积累了丰富的临床经验。为了能够与同道们分享SMILE手术并发症的处理体会，以期在临床工作中能有效地防范及规避类似问题的发生，故与首都医科大学附属北京同仁医院团队的专家同事们一起编写了本书。

　　本书汇集了SMILE手术相关并发症案例及其处理方法，并将其分别归纳在飞秒激光小切口角膜基质透镜取出术概要、飞秒激光小切口角膜基质透镜取出术的设计原则、飞秒激光设备的维护、飞秒激光小切口角膜基质透镜取出术的适应证及禁忌证、飞秒激光小切口角膜基质透镜取出术的术中并发症及处理、飞秒激光小切口角膜基质透镜取出术的术后并发症及处理六章中，每节内容均从原因、临床表现、预防和处理四个方面进行阐述，行文特点鲜明，内容精炼，条理清晰，重点突出。本书以文字为主，视频图片为辅，贴近一线临床工作需要，为临床屈光手术专业的医务人员、中青年眼科医生及基层的全科医生提供了实用性和实战性均很强的 SMILE 手术口袋书，方便随手查阅，快速掌握并进行处理。

本书在编写及出版过程中得到了北京市科学技术委员会、北京市科技计划项目[首都临床诊疗技术研究及转化应用（ Z201100005520043)]的资金资助，受到北京大学第三医院陈跃国教授，首都医科大学附属北京同仁医院孙旭光教授、翟长斌教授、李仕明教授、郭宁教授、张青蔚教授、高旭教授、张丽医生，云南大学附属医院梁刚教授和我的学生们宋彦铮博士、孙明甡博士、李玉博士、吴文静博士、吕晓彤博士、徐玉珊博士、许梦尧博士的大力支持，在此一并表示最诚挚的感谢。

最后，衷心感谢人民卫生出版社的各位老师对本书的顺利出版给予的默默支持。

本书经历了 1 年多的酝酿与编写，每位参编者均付出了辛勤的劳动，但每次阅读修改时总会感到仍存在不尽完善、尚需润色及改进提高之处，深知错误和不当之处在所难免，故恳请各位同道予以批评指正！

张丰菊

2025 年元月

于首都医科大学附属北京同仁医院

┃ 目录

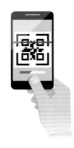

扫二维码免费观看视频

1. 首次观看需要激活，方法如下：①刮开封面带有涂层的二维码，用手机微信"扫一扫"，按界面提示输入手机号及验证码登录，或点击"微信用户一键登录"；②登录后点击"立即领取"，再点击"查看"即可观看网络增值服务。

2. 激活后再次观看的方法有两种：①手机微信扫描左侧二维码；②关注"人卫助手"微信公众号，选择"知识服务"，进入"我的图书"，即可查看已激活的网络增值服务。

视频目录

第一章

飞秒激光小切口
角膜基质透镜取出术概要

第一节 ▎定义

　　飞秒激光小切口角膜基质透镜取出术（small incision lenticule extraction，SMILE）是应用飞秒激光技术在角膜基质扫描而形成光学透镜，并将透镜从飞秒激光制作的角膜周边小切口取出，从而对近视、远视、散光等屈光不正进行矫正的一种手术方式。

第二节 ▎原理和作用

　　飞秒是时间单位，等于一千兆分之一秒（10^{-15}s）。飞秒激光是一种脉冲时间短、聚焦强度大的近红外激光，可精准聚焦于角膜组织内部，产生高强度电场，使自由电子和离子的混合物形成等离子体，等离子体以超声速膨胀，使组织蒸发而形成主要由二氧化碳和水蒸气组成的空泡，空泡爆破，从而产生光致裂解作用。飞秒激光通过缩短脉冲持续时间和最小化激光聚焦光斑、降低光致裂解作用的能量通量阈值实现精准切割，最大限度地减少对靶组织周围组织的损害。

　　在 SMILE 中，连续数千个飞秒激光脉冲依次完成透镜后表面的扫描、透镜边切、帽扫描及帽边缘切口制作，术者用透镜铲分离角膜基质透镜前、后表面，用透镜镊取出分离的透镜组织，从而达到对近视、远视、散光等屈光不正的矫正作用。

（张丰菊　徐玉珊）

参考文献

1. 中华医学会眼科学分会眼视光学组. 我国飞秒激光小切口角膜基质透镜取出手术规范专家共识（2018 年）. 中华眼科杂志，2018，54（10）：729-736.
2. MARINO G K，SANTHIAGO M R，WILSON S E. Femtosecond lasers and

corneal surgical procedures. Asia Pac J Ophthalmol（Phila）,2017,6（5）:
456-464.

3. LUBATSCHOWSKI H. Overview of commercially available femtosecond
lasers in refractive surgery. J Refract Surg,2008,24（1）: S102-S107.

4. SUGAR A. Ultrafast（femtosecond）laser refractive surgery. Curr Opin
Ophthalmol,2002,13（4）: 246-249.

第二章

飞秒激光小切口
角膜基质透镜取出术的设计原则

第一节 ▌ 常规设计

SMILE 常规设计包括激光能量参数的设计、负压环大小的选择和手术矫正方案参数设计三个方面。一般情况下,激光能量参数的设计在装机设备测试后变化很小,不建议经常调整激光能量参数,机器设备在稳定的环境中适应后可在专家模式(expert mode)下进行适当调整;负压环的选择也有限,只有大、中、小号三种负压环,选择主要依据的参数是角膜直径(white to white,WTW)。中国人的角膜直径较小,大部分情况下选择小号负压环足以满足临床需求,少数眼需要用中号或大号负压环(多用于远视矫治的角膜瓣制作及远视眼矫正的 SMILE);手术矫正的参数设计是常规设计的主要部分,包括角膜帽的设计、角膜基质透镜的设计和小切口的设计。

(一) 角膜帽的设计

SMILE 手术角膜帽的设计主要包括厚度、直径两个方面的参数。

1. 角膜帽的厚度设计

角膜帽厚度范围为 $100\sim160\mu m$,常规设计 $120\mu m$,主要依据患者自身的角膜中央厚度和拟矫正的屈光度在一定范围内进行调整。一般来说,较厚的角膜、较低的屈光不正度数可适当增加角膜帽的厚度,薄角膜或高屈光度可适当减少帽的厚度。但是需要注意的是,较薄的帽可能会增加角膜帽撕裂、切口撕裂、出现不透明气泡层(opaque bubble layer,OBL)、机械分离困难、角膜帽皱褶等风险。有角膜云翳或斑翳的患者如果仍考虑做 SMILE 手术,建议术前仔细检查眼前节光学相干断层扫描(optical conference tomography,OCT)、分析角膜瘢痕的深度和范围,合理设计角膜帽厚度,可把角膜瘢痕包含在角膜帽内,但不应强求一定包裹在角膜帽内(如瘢痕深度超过 200μm),如果角膜帽厚度不能超过角膜瘢痕的深度,则应特别注意瘢痕的位置,预测此瘢痕可能位于角膜帽的准确部位,手术中分离此部位透镜时应特别小心,尽量避免操作时角膜帽或透镜撕裂,必要时术后可加用角膜绷带镜予以保护,增加安全性。

2. 角膜帽的直径设计

常规设计是角膜帽直径比基质透镜的直径大 1mm。过大的设计徒增激光扫描的时间,会增加负压脱失的风险,同时会增加切口到透镜边缘的距离,可能造成分离的不便;偏小的帽直径(如增加 0.6mm 而不是 1mm)可减少激光扫描的时间 1 秒左右,但如果患者在激光扫描过程中配合不佳、出现不完全负压脱失、眼球晃动,可能会造成透镜边缘和切口边缘过渡区的减小或消失,增加后续分离透镜的难度,因此合适的角膜帽直径尤为重要。

(二)角膜基质透镜的设计

1. 透镜基底厚度的设计

透镜基底厚度俗称起底部分,也就是透镜附加厚度,是加在角膜透镜上的一个扁的圆柱形,为保证透镜边缘没有屈光度数的部分有一定的边缘厚度,保证透镜的边缘能顺利分离,从而预防透镜边缘的组织残留。设备允许的设计范围为 10~30μm(以 1μm 为单位增减),常规设计 15μm,透镜太薄会增加手术操作中透镜取出的难度,对屈光度较低、透镜厚度低于 60μm 者,建议可适当考虑增加基底厚度。然而,应注意的是,增加基底厚度只是为了使分离及取出透镜的操作更容易,但同时也会增加角膜组织的过多损耗,如何权衡利弊进行取舍值得慎重考虑,应以确保术后角膜生物力学的长期稳定为宜。

2. 透镜屈光度数的设计

目前的手术设备仅限于对近视和散光屈光不正的矫正,远视矫正的 SMILE 手术目前仅在国际上的少数医疗中心开展,国内临床上尚未普及。现有的设备允许透镜屈光度数设计范围为：球镜（−0.50～−10.00D），柱镜（0～−5.00D），具体设计方法详见本章第二节。

3. 透镜直径大小的设计

透镜直径为光学区和过渡带（伴散光时默认 0.10mm 过渡带，不可随意设定和调整，与度数高低无关）。光学区大小的选择须考虑患者的暗光环境下瞳孔直径，可选择的范围为 5～8mm，常规选择 6～7mm。屈光不正度数高者透镜的厚度较高，可适当缩小光学区；屈光不正度数低的可通过扩大光学区以增加透镜的厚度（适当扩大光学区比单纯增加基底厚度能给患者带来更大的获益，尤其是对于暗光环境下瞳孔较大的患者而言），有利于低屈光度数、薄透镜的完整取出。现有的临床研究证实，采用同样的光学区设计情况下，SMILE 手术最终的有效光学区比准分子切削的有效光学区更大。

（三）小切口的设计

SMILE 手术切口的设计应从大小和位置两个方面考虑。

1. 切口大小

小切口的设计时，设备允许的最小设计为 2mm。理论上讲，切口越小，角膜帽的完整性保持的越好。但是切口越小，操作难度越大，因此建议初学者循序渐进，比如可设计较大切口 4～5mm，以避免由于手术经验有限、操作不当造成切口撕裂，导致不规则的切口扩大。

2. 切口位置

理论上，小切口可以任意设计在上、鼻、颞侧的 0°～360° 方位，为了操作时方便取出角膜微透镜，一般选择上方切口，建议右利手设计在 90°～160° 方位，左利手选择 60°～90° 方位。可具体根据不同个体选择上方 90° 切口或 120° 切口。小切口可以被上睑遮盖，同时避免眨眼时眼睑对小切口的摩擦，术后舒适性更好。

值得注意的是，如患者角膜较小、上方血管翳明显，可考虑鼻、颞侧位切口，以避免切口处渗血而影响透镜的分离。

第二节 ┃ 与屈光度的相关性

准分子激光角膜组织消融技术已相当成熟，各种准分子手术设备都有比较精确的算法（nomogram）体系。鉴于 SMILE 手术术后屈光状态变化小，稳定性好，最初开始 SMILE 手术时建议参照术前验光最佳矫正视力的屈光度数，不做 nomogram 调整设计，进行角膜微透镜的"一片式"整体切除。随着在临床工作中 SMILE 手术量的增加，飞秒激光设备的能量参数在不同环境中有差异，为了达到飞秒激光扫描的均匀一致，不同的飞秒激光设备的能量参数差异也较大。此外，考虑到需要增效手术时只能选择表层或者 Circle 方式，都改变了原 SMILE 手术微创的优势，适当的 nomogram 调整是必要的，有助于减少增效手术的概率。

临床手术医师可依照自己的手术经验对 SMILE 手术目标屈光度做相应的经验性调整，调整的量并无统一标准。经过近十年的临床研究，目前基本认为适当的过矫设计是必要的。在实际的临床工作中，手术的设计除了考虑术前屈光度这一重要指标外，尚应结合患者的年龄、职业、戴镜习惯、手术需求等综合因素行个性化的手术设计，以满足每位患者的需求，从而提升术后的视觉质量和患者的满意度。

屈光度数的设计：目前 SMILE 手术的临床矫正仅限于近视和散光性屈光不正。建议设计的范围为球镜（–0.50～–10.00D），柱镜（0～–5.00D）。应该注意的是，单纯散光的患者不能将球镜设计为 0，而需要设计为最低的球镜度数 –0.50D，年龄较小的患者可接受过矫设计，单纯散光患者也可考虑 SMILE 手术；单纯散光患者如果年龄为 30 岁以上可能会同时伴调节能力下降，应谨慎选择 SMILE 手术并进行合理设计，以达到预期的满意度。

1. 对于低屈光度的年轻患者，可考虑适当的过矫设计。此时的适当过矫是考虑到患者年龄小，应为术后有屈光度进展的可能性做出预留量，但同时必须综合考虑患者的调节功能，做出合理设计。

2. 超过 –6.00D 的高度近视患者必须做过矫设计，撰写本书的主编团队成员在国内较早开始关注 SMILE 手术 nomogram 调整的必要性并开展了一系列临床研究，并得到一个回归方程，即术后目标等效球镜与实际等效球镜差值 =0.259+0.113× 术前等效球镜，证实为达到目标屈光度数为 0，术前屈光度数越高，则要求的过矫设计量也越多；本团队进一步的临床研究还发现，SMILE 手术矫正的度数越高，实际角膜透镜厚度的切削量与理论值切削量之间的差异越大，二者呈正相关，进一步证实了过矫设计的必要性及过矫设计的度数与角膜透镜厚度之间的相关性。研究显示，SMILE 术后角膜上皮的增厚程度与术前的屈光度数也呈正相关，超高度近视眼术后角膜的重塑对屈光预后存在潜在影响。多方面的临床研究证实，术前屈光度数越高，需要的过矫设计越多，具体的调整量应根据规范的验光结果、手术室条件、手术医生的操作等细节进行个性化调整。目前的推荐方式是，在尚未形成较为成熟的 nomogram 调整的情况下，早期开展 SMILE 手术者在验光所得的屈光度数的基础上增加 10%。

3. 对于年龄因素的考虑 年龄较小的患者存在屈光度数再进展的可能，可适当进行过矫设计；有研究提示，40 岁以上的 SMILE 手术人群术后半年后有欠矫的可能，同时该年龄的患者多伴有调节能力下降的趋势，如何进行设计也应综合考量，应根据患者的耐受性试验测试结果行精准的个性化设计（详见本章第三节）。

参考文献

1. LIANG G,CHEN X,ZHA X,et al. A nomogram to improve predictability of small-incision lenticule extraction surgery. Med Sci Monit,2017,23:5168.
2. WANG D,LI Y,SUN M,et al. Lenticule thickness accuracy and influence in predictability and stability for different refractive errors after SMILE in Chinese myopic eyes. Curr Eye Res,2019,44(1):96-101.
3. CANTO-CERDAN M,EL BAHRAWY M,ALIÓ JL,et al. Corneal epithelium thickness and refractive changes after myopic laser corneal refractive surgery. J Refract Surg,2022,38(9):602-608.
4. WANG D,GUO N,LI Y,et al. Postoperative changes in corneal epithelial and stromal thickness profiles after SMILE in high myopic eyes. Ann Eye Sci,2021,6:2.
5. CHEN X,STOJANOVIC A,LIU Y,et al. Postoperative changes in corneal epithelial and stromal thickness profiles after photorefractive keratectomy in treatment of myopia. J Refract Surg,2015,31(7):446-453.

第三节 ▌与年龄的相关性

目前《我国飞秒激光小切口角膜基质透镜取出手术规范专家共识》(简称"专家共识")中提到的手术年龄是 18 岁以上,特殊情况除外,如具有择业要求或高度屈光参差等,未满 18 周岁的患者可在有家长陪同的情况下充分了解手术方法和目的并经家长及患者均签字认可后方可谨慎考虑手术。专家共识中并未限定接受 SMILE 手术的年龄上限,但目前临床上常规的考虑为一般不超过 50 岁,主要是因为随着年龄的增长,50 岁以上的近视散光患者发生年龄相关性晶状体疾病可能性加大,晶状体密度的增加在早期也可表现为近视度数的增加、散光度数的变化及对比敏感度的降低,影响日常生活和工作。随着传统的超声乳化白内障摘除术到飞秒激光辅助下超声乳化白内障摘除术的发展以及高端人工晶状体在临床上的应用,晶状体手术的目标也从传统的复明手术转变为屈光手术,目前晶状体置换手术的适应证无需待晶状体完全混浊才考虑手术,50 岁以上的近视散光患者一旦发现部分晶状体混浊即可考虑行晶状体手术,如晶状体摘除术联合多焦点多功能人工晶状体植入术,这样既可解决屈光不正看远不清的问题,也可同时处理未来可能加重的白内障及老花眼对视力的严重影响,从而提升患者的视觉质量和生活质量。

1. 18～35 岁的年轻人

这一人群多因为有入伍、择校、择业等摘镜的需求而接受屈光不正矫正手术。值得注意的是这个年龄段的部分人群可能存在屈光状态不稳定及屈光度数仍有进展的可能,在手术设计时应加以考虑,基于此,在 nomogram 设计时应合理地进行过矫设计,为将来术眼屈光状态的进展预留储备量,同时也需要对其调节功能和双眼视功能进行个性化评估,提升术后术眼屈光度的长期稳定性和手术的可预测性。

2. 35～40 岁以上的人群

这一人群手术设计应从身心状态和屈光度数两方面均衡考虑。

(1) 身心状态的评估和沟通:这类人群到这个年龄才考虑手术,往往存在生理因素和心理因素两个方面的影响,比如,长时间配戴隐形眼镜者出现了配戴不合适问题、干眼配戴隐形眼镜出现不适症状等生理因素,也有对手术本身有畏惧心理、对术后视觉质量要求高等心理因素。对于这类患者,术前的良好沟通非常重要,应充分了解患者的需求、平时的戴镜习惯、职业特点等,综合评估后合理地进行个性化的手术设计。

(2) 屈光度的设计:此年龄段患者多数存在不同程度的眼调节能力下降的情况,检查时可能已有不同程度的老视表现。手术设计一般有三类方案可供选择,不同手术方案的优缺点一定让患者充分理解,并给予充分试戴镜机会,使患者充分体会不同方案带来的感受,再作出合适的选择。

1)双眼足矫方案:这是常规的手术设计方案,对于这个年龄段的患者一般不作为首选方案,但如患者长期戴镜且已习惯足矫方案,手术目的是获得良好的双眼远视力,同时了解老视的发生情况并接受配戴老花镜的可能,则可以选择此方案。

2)双眼欠矫方案:多用于长期不戴眼镜或戴欠矫眼镜的患者,这类患者对远视力的需求不高,同时可能存在调节不足的情况。应让这类患者充分理解双眼欠矫设计会预留少量的近视度数,术后通常达不到术前的最佳矫正视力,但会针对老视状态预留少量近视度数,因此有延缓配戴近用老花镜的年龄的优势。

3)单眼视方案:通常是这个年龄段人群接受 SMILE 的优选方案,设计时一般是优势眼采用足矫设计,非主视眼采用欠矫设计(欠矫的范围一般为 –0.5～–2.0D,保证双眼融像和立体视良好)。建议患者术前充分体验试戴镜,由于个体的调节功能和融像能力不同,单眼的欠矫容忍能力存在差异,需要与患者进行充分的沟通后再进行个性化手术方案设计。

第四节 ▌散光设计

眼睛的散光主要来源于角膜和晶状体,在进行 SMILE 手术散光设计时应分析散光的类型和来源。目前,SMILE 手术的散光矫正范围是 0～–5.00D。

散光类型:散光有不规则散光和规则散光,能通过 SMILE 手术矫正的为规则散光。规则散光分为三种,即顺规散光、逆规散光和斜轴散光。随着年龄的增长,角膜散光会从顺规向逆规转变,手术设计的总原则是顺规散光可适当欠矫,逆规和斜轴散光应足矫。值得注意的是,SMILE 的散光矫正中 nomogram 的调整与常规准分子激光的散光矫正方案略有不同,并非由激光能量所决定,但对于高度散光和逆规散光调整的量也随散光度数的增加而适当增加,同时应考虑 kappa 角的大小。目前,SMILE 手术的中心定位尚不能实现在设备上的量化补偿调整,更多的是依赖手术者根据术前检查的数据并结合个人的经验进行调整,因此不建议初学者选择大散光、大 kappa 角的 SMILE 手术。不规则散光多表现为高阶像差,SMILE 手术目前尚无像差引导的切削模式。

散光来源:通常 SMILE 手术设计依据多源于主觉验光的结果。需要知悉的是,该结果显示的是全眼散光,包括角膜和晶状体散光。一般情况下,全眼散光多源于角膜散光,但应注意的是,当散光多源自晶状体时(比如主觉验光显示散光度大时,角膜平坦轴和陡峭轴曲率(keratometry,K)值差异小,提示角膜散光度小),应反复核查散光度的大小及验光结果,建议手术设计时参考角膜最小散光度及最佳矫正视力时的屈光度数,避免手术时在角膜上的飞秒激光切削形成新的反方向角膜散光。

笔者团队成员对 SMILE 术后散光矫正效果进行矢量分析研究,发现不同程度的散光手术矫正效果有所不同,SMILE 术后早期检查发现,低中度散光均得到有效矫正,但均呈现轻微欠矫趋势,散光度数越高,欠矫程度越大。以往的类似研究也表明,SMILE 术对高度散光的矫正效果欠佳,散光程度越高,欠矫程度也越明显。散光的矫正与近视矫正有所不同,散光的术后矫正效果不仅与散光度数的矫正有关,也与散光轴向的准确矫正相关,术中术眼的眼球旋转会导致散光轴向的偏移,术后会出现术源性散光。SMILE 手术对散光的欠矫可能与 SMILE 缺乏眼球追踪系统、旋转补偿、瞳孔中心移位的跟踪控制、虹膜定位等有关。因此,在手术设计过程中,对不同程度的散光要有多因素结果的综合评估和术眼的个性化判断,从而制订个性化手术设计方案,合理调整手术参数,如适当调整散光度数、术中结合术前 kappa 角、尽可能准确进行中心定位、术中定位减少散光轴向的误差等,从而达到理想的散光矫正效果,提高术后视觉质量。

(张丰菊　梁　刚)

参考文献

1. ZHANG J,WANG Y,CHEN X. Comparison of moderate-to high-astigmatism corrections using wavefront-guided laser in situ keratomileusis and small-incision lenticule extraction. Cornea,2016,35(4):523-530.
2. IVARSEN A,HJORTDAL J. Correction of myopic astigmatism with small incision lenticule extraction. J Refract Surg,2014,30(4):240-247.
3. KATZ T,FRINGS A,LINKE S J,et al. Laser in situ keratomileusis for astigmatism ≤0.75 diopter combined with low myopia:A retrospective data analysis. BMC Ophthalmol,2014,14:1.
4. CHAN TCY,WAN KH,KANG DS,et al. Effect of corneal curvature on optical zone decentration and its impact on astigmatism and higher-order aberrations in SMILE and LASIK. Graefe's Arch Clin Exp Ophthalmol,2019,257(1):233-240.
5. IVARSEN A,GYLDENKERNE A,HJORTDAL J. Correction of astigmatism with small-incision lenticule extraction:Impact of against-the-rule and with-the-rule astigmatism. J Cataract Refract Surg,2018,44(9):1066-1072.

第三章

飞秒激光设备的维护

第一节 ▌ 手术室环境设置

手术室的面积和尺寸应符合激光机要求的参数标准,手术室内空气必须达到原国家卫生部《消毒技术规范》和《医院消毒卫生标准》(GB 15982—2012)中规定的Ⅱ类环境空气消毒标准。手术室温度为 18~25℃(恒定于此范围的某一值)。空气湿度为30%~70%(不同的机器要求不同,以达到要求为准)。

第二节 ▌ 手术设备激光能量设置

在 SMILE 手术中,激光能量的设置对手术效果至关重要,通常激光能量的设置为<200nJ,需要根据设备状态、设备运行的环境变化、医生经验及术中情况进行调整。研究表明,激光能量越高,透镜分离越容易,但能量过高可能导致不透明气泡(opaque bubble layer,OBL)的产生,影响后续激光脉冲的切割,使透镜的切割不规则或透镜分离困难,而能量过低有可能导致激光基质扫描区出现黑区,使透镜切割不完全,透镜分离困难,故需要进行合理设置。

(张丰菊　徐玉珊)

参考文献

1. 中华医学会眼科学分会眼视光学组. 我国飞秒激光小切口角膜基质透镜取出手术规范专家共识(2018 年). 中华眼科杂志,2018,54(10): 729-736.
2. 中国民族卫生协会眼学科分会. 激光角膜屈光手术技术规范第 1 部分:准分子激光角膜屈光手术[EB/OL].(2022-12-15)[2023-01-29]. http://www.chnha.org.cn/html/detail.html? id=52902428225044480&aliasId=No-tice&category_id=8515493845860352.

3. HAMILTON D R, CHEN A C, KHORRAMI R, et al. Comparison of early visual outcomes after low-energy SMILE, high-energy SMILE, and LASIK for myopia and myopic astigmatism in the United States. J Cataract Refract Surg, 2021, 47(1): 18-26.

4. LIN L, WENG S, LIU F, et al. Development of low laser energy levels in small-incision lenticule extraction: Clinical results, black area, and ultrastructural evaluation. Cataract Refract Surg, 2020, 46(3): 410-418.

第四章

飞秒激光小切口
角膜基质透镜取出术的适应证及禁忌证

SMILE 手术的适应证及禁忌证应符合 2015 年由中华医学会眼科学分会角膜病学组发布的《激光角膜屈光手术临床诊疗专家共识》中的基本要求。中华医学会眼科学分会眼视光学组于 2016 年制定并发布了《我国飞秒激光小切口角膜基质透镜取出手术规范专家共识》，规范了我国 SMILE 手术的适应证和禁忌证要求，并于 2018 年进行了修订和完善。中国民族卫生协会于 2022 年 12 月 15 日颁布的团体标准《激光角膜屈光手术技术规范第 1 部分：准分子激光角膜屈光手术》也为激光角膜屈光手术的适应证和禁忌证的规范化及标准化提供了参考依据。美国眼科学会颁布的美国眼科临床指南（Preferred Practice Pattern，PPP）根据高等级循证医学证据为屈光手术相关临床实践提供了建议和参考标准，并不断更新和完善，于 2022 年完成了最新版 PPP，但目前关于 SMILE 手术对近视和散光矫正范围相对有限，且仍未正式用于远视的临床矫正。

SMILE 手术广泛用于临床实践且其技术日渐成熟，研究者也开展了 SMILE 手术技术操作以及近视和散光矫正效果的临床研究。随着高循证质量的科学数据的支持及验证，关于该手术的适应证和禁忌证的选择将不断补充并完善，以期该技术的实施更加规范化、安全化、精准化。

第一节 ▎ 适应证

1. 患者本人有通过 SMILE 改善屈光状态的愿望，精神心理健康，对手术疗效有合理期望。

2. 年龄≥18 周岁的近视、散光患者（特殊情况除外，如择业要求、高度屈光参差等）；术前在充分理解手术方法和目的的基础上，患者本人或必要时其家属须共同签署知情同意书。

3. 屈光状态相对稳定达 2 年以上（每年屈光度数变化

≤0.50D）。

4. 屈光度数范围为近视 –1.00～–10.00D，散光度在 –5.00D 以内，极低屈光度数者须酌情而定。

5. 角膜的手术光学区透明，无影响飞秒激光穿透的云翳或斑翳。

6. 角膜地形图检查显示角膜形态正常，无圆锥角膜倾向。

7. 无其他眼部疾病和/或影响手术恢复的全身器质性病变。

8. 经术前检查排除手术禁忌证。

第二节 ▏ 禁忌证

一、绝对禁忌证

存在下列情况中任何一项者，不能接受手术。

1. 头位不能处于正常位置。

2. 重度弱视眼。

3. 角膜厚度过薄。目前可参考但应进一步遵循循证医学支持的标准：预计透镜取出后角膜中央残留基质床厚度＜250μm（一般角膜基质床剩余厚度应至少＞250μm，建议 280μm 以上）；透镜过薄（＜20μm）。预期术后剩余角膜中央基质厚度小于术前角膜厚度 50%。

4. 圆锥角膜或可疑圆锥角膜，其他角膜扩张性及变性性疾病。

5. 重度干眼、干燥综合征。

6. 近期反复发作的病毒性角膜炎等角膜疾病。

7. 严重角膜疾病，如明显的角膜混浊如角膜斑翳等、大范围的角膜血管翳、边缘性角膜变性、角膜基质或角膜内皮营养不良以及其他角膜疾病，角膜手术后如角膜移植术后、放射性角膜切开术后等。

8. 严重影响视力的白内障。

9. 未控制的青光眼。

10. 严重眼外伤、眼底疾病等。

11. 存在活动性眼部病变或感染。

12. 严重眼附属器病变，如眼睑缺损和畸形、严重眼睑闭合不全、慢性泪囊炎等。

13. 未控制的糖尿病。

14. 未控制的全身结缔组织疾病及严重自身免疫性疾病，如系统性红斑狼疮、类风湿关节炎、多发性硬化等。

15. 全身感染性疾病。

16. 焦虑、抑郁等严重心理疾病。

17. 全身系统性疾病或精神疾病导致无法配合检查和手术，如癫痫、癔症等。

二、相对禁忌证

存在下列情况中任何一项者，可能对手术操作、术后恢复或手术效果产生不确定干扰或不良影响。特殊情况下，与患者（和家属）进行充分沟通并获得其知情同意，采取相应措施后可酌情手术。

1. 年龄＜18 周岁。

2. 屈光状态不稳定（每年内屈光度数变化＞0.50D 或 2 年内屈光度数变化＞1.00D）。

3. 对侧眼盲或低视力。

4. 角膜厚度相对较薄。

5. 角膜形态过度陡峭（角膜曲率＞48D）或过度平坦（角膜曲率＜38D）。

6. 初始眼呈现明显的角膜不规则散光。

7. 角膜中央光学区存在云翳、较明显的角膜血管翳。

8. 角膜上皮及上皮基底膜病变,如上皮基底膜营养不良、复发性角膜上皮糜烂等。

9. 暗光下瞳孔直径明显大于切削区直径。

10. 轻、中度干眼。

11. 单纯疱疹病毒性或带状疱疹病毒性角膜炎病史。

12. 眼压偏高但已排除青光眼、已控制的青光眼。

13. 葡萄膜炎病史。

14. 眼底病变,如视网膜脱离、黄斑病变等。

15. 视功能检查显示参数明显异常,包括调节、集合功能等影响手术效果的参数。

16. 轻度睑裂闭合不全、面瘫。

17. 未控制的甲状腺相关眼病。

18. 妊娠及哺乳期。

19. 已控制的糖尿病。

20. 正在使用全身药物,如糖皮质激素、雌激素、孕激素、免疫抑制剂、抗抑郁药物等。

(张丰菊　吕晓彤)

参考文献

1. 中华医学会眼科学分会角膜病学组. 激光角膜屈光手术临床诊疗专家共识(2015 年). 中华眼科杂志,2015,51(4): 249-254.
2. 中华医学会眼科学分会眼视光学组. 我国飞秒激光小切口角膜基质透镜取出手术规范专家共识(2016 年). 中华眼科杂志,2016,52(01): 15-21.
3. 中华医学会眼科学分会眼视光学组. 我国飞秒激光小切口角膜基质透镜取出手术规范专家共识(2018 年). 中华眼科杂志,2018,54(10): 729-736.
4. 中国民族卫生协会眼学科分会. 激光角膜屈光手术技术规范第 1 部分: 准分子激光角膜屈光手术[EB/OL].(2022-12-15)[2023-01-29] http: //www.

chnha.org. cn/ html/detail.html？ id=52902428225044480&aliasId=Notice& category_id=8515493845860352.

5. AAO PPP Refractive Management/Intervention Panel，Hoskins Center for Quality Eye Care. Refractive surgery preferred practice pattern［EB/OL］. (2022-12-21)［2023-1-11］. https：//www.aao.org/education/preferred-prac- tice-pattern/new-preferredpracticepatternguideline-3.

第五章

飞秒激光小切口
角膜基质透镜取出术的
术中并发症及处理

第一节 ▍ 负压脱失

SMILE 术中可能出现的负压脱失是每一位手术医生都可能要面临的问题,如何处理? 改手术时间? 改手术方式? 这与负压脱失的位点及手术者面对突发情况的处理经验有关。

负压脱失可分为两类,即完全脱失和不完全(部分)脱失。完全脱失是指负压完全丢失,负压环离开眼球表面,激光发射随负压丢失即刻停止;不完全脱失是指负压的部分丢失,负压环仍保持在眼球表面,激光发射仍在进行中,是否终止激光发射由手术医生判断,如须终止激光发射需要通过控制脚踏开关来实现。

一、原因

造成 SMILE 术中负压脱失的危险因素包括:

1. 小睑裂、凹眼球、结膜囊内水分多或松弛的结膜组织进入压平区域,容易造成滑动、负压吸附不稳。

2. 患者过度紧张,激光发射过程中做闭眼动作,造成眼球上翻;或患者不断寻找注视的绿点,造成大幅度眼动。

3. 角膜直径过小、角膜形态不规则(如瘢痕、血管翳等)、角膜负压环大小不匹配、中心偏位等,造成部分结膜组织被吸入负压环内。

4. 睫毛贴附或遮挡不到位,部分睫毛卡入负压环内。

5. 设备故障。

二、预防

预防负压脱失从术前准备就开始入手,接诊人员对术前检查时就表现出心理紧张、配合欠佳的患者给予高度关注,术中提醒手术医生特别关注此类患者。

1. 对小睑裂、凹眼球的患者,在负压吸附前应注意擦拭结膜囊的水分,并特别提醒患者注意配合,在激光发射过程中一定保持眼睛不动。

2. 对术前检查就紧张、配合不佳的患者,应充分强调配合的重要性,告知其飞秒激光扫描过程中眼球一定不动,同时加强术前固视训练,交代家长或家人对训练过程进行监督。在手术室内医护人员应注意语言温和、减少患者的紧张情绪,用简单、准确的语言有效指导患者进行配合,反复多次强调术中切忌闭眼或寻找绿点的动作,保持飞秒激光扫描整个过程中眼球不转动是确保疗效的重点。

3. 对早期开展手术而经验尚显不足的医生,行 SMILE 手术应尽量避免选择小角膜、大 kappa 角、角膜斑翳的患者。

4. 使用睫毛贴时尽量保证睫毛的包裹完整,尤其注意颞侧的睫毛;或选择使用具有遮挡眼睑功能的开睑器,应注意根据睑裂的大小选择合适型号的开睑器,避免大睑裂选用小挡板的情况,以免外侧睫毛遮挡不完整而增加污染机会。

5. 吸引区周边出现气泡时表示有部分负压脱失,有进一步发展为完全失吸的风险,这时手术者更不能慌张,用平缓的语言鼓励患者保持眼球固视,仍可完成激光扫描。

6. 术前提前告知患者保持固视及眼球不转动的重要性,负压吸引状态时避免手术室中突然出现噪声而转移患者注意力,导致转动眼球引发负压脱失。

三、临床表现和处理

对于不同时间点的负压脱失应采取不同的处理方式。

(一)完全负压脱失

1. 角膜基质透镜后表面失吸

(1)透镜的后表面扫描小于 10%:激光扫描透镜的后表面少于 10% 的位点发生负压脱失(二维码 5-1-1),激光自动停止扫描,机器会自动弹窗,显示是否进行快速重启的选择菜单,选择继续时,原设定的治疗参数将被再次应用,以重新开始原始治疗方案(图5-1-1)。此时的处理相对简单,角膜中央区透明,原来的中心定位点很容易判断。

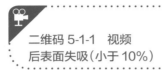

二维码 5-1-1　视频
后表面失吸(小于10%)

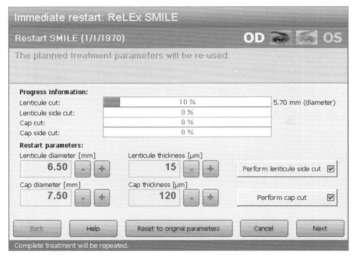

图5-1-1　透镜后表面扫描完成小于10%时发生失吸的处理

可进入快速restart菜单,以原治疗方案重新扫描。

(2)透镜的后表面扫描大于10%:激光在扫描透镜的后表面大于10%的位点发生负压脱失(二维码5-1-2),激光自动停止扫描,机器自动弹窗,提示扫描超过10%,进行下一步则会提示进入制瓣界面,可以调整直径等相关参数(图5-1-2),将手术方式更改

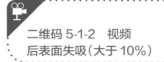

二维码 5-1-2　视频
后表面失吸(大于10%)

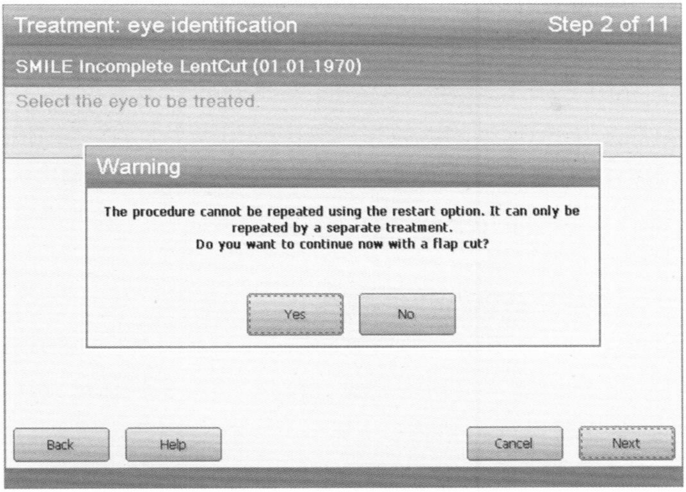

A

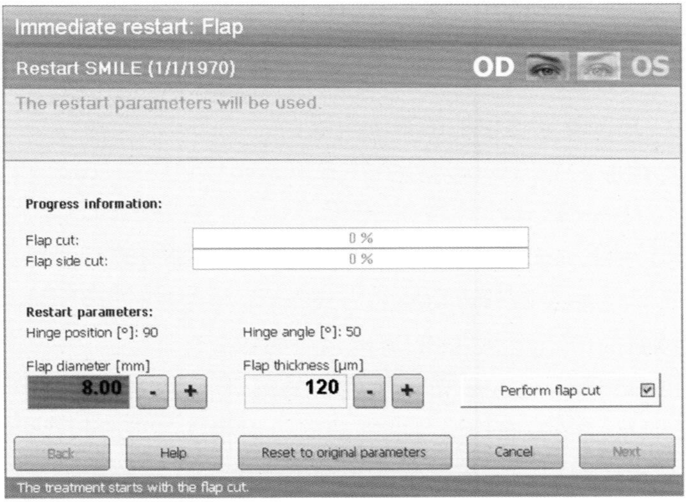

B

图 5-1-2　透镜后表面扫描大于 10% 时发生失吸的处理

A. 系统弹窗提示是否进入制瓣界面；B. 进入制瓣界面后，可以调整相关参数。

为飞秒激光辅助的准分子激光原位角膜磨镶术（femtosecond laser assisted laser in-situ keratomileusis，FS-LASIK）并继续完成手术。如须行 SMILE 手术，需要一个新的 license 重新输入参数，如即刻继续手术，已经扫描过的区域出现气泡或组织水肿，再次扫描容易出现错层，故通常不建议即刻行 SMILE 手术，改期行 SMILE 手术为宜，具体时间可根据不同个体的需求来决定，均可取得满意的术后效果。

2. **角膜基质透镜边切时失吸**

此时已经完成了透镜的后表面切削（二维码 5-1-3），边切扫描时发生失吸机器提示边切未完成，重新开始激光扫描可以从边切开始，建议重新设计边切直径（图 5-1-3），将直径改变为较原直径缩小 0.2mm 左右，防止再次中心定位后产生细微偏差而影响边切位置的准确性，影响透镜下层的分离。

若失吸发生在透镜边切完成后（二维码 5-1-4），可选择再次中心对位后复吸，同样可以取得较好的术后效果。

3. **角膜基质透镜的前表面失吸**

透镜前表面失吸即意味着需要重新制作角膜帽（cap），可以立即进入 restart 模式的开始（二维码 5-1-5、二维码 5-1-6，图 5-1-4），也可改制瓣（flap）行 FS-LASIK 手术，应格外警惕的是，此时角膜基质透镜的后表面和边切已经完成，制做分离瓣时以轻柔操作为宜，否则有可能把透镜带出，影响术后的预测性。

restart 再次飞秒激光扫描透镜的前表面应特别注意中心对位，此时已经经激光扫描过的透镜前表面和已经完成扫描的透镜后表面形成双层扫描或气泡的形成对患者的注视造成干扰（看不

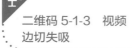

二维码 5-1-3　视频
边切失吸

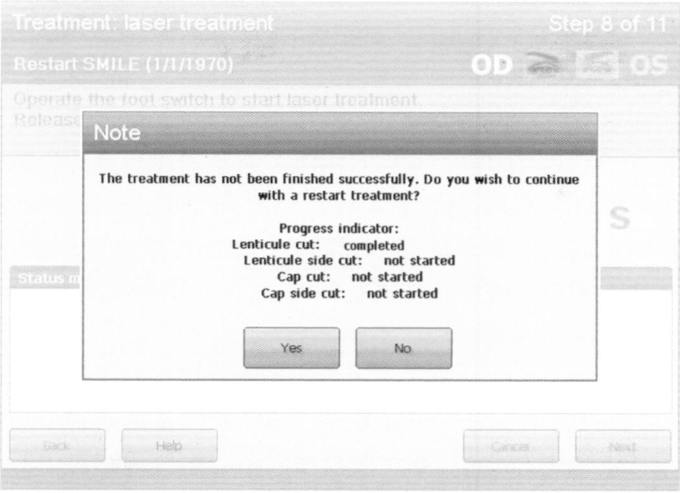

A

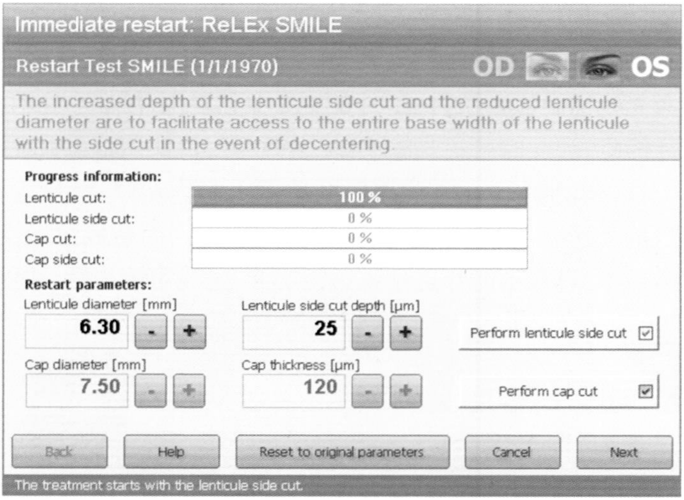

B

图 5-1-3　角膜基质透镜边切未完成时发生失吸的处理

A. 系统弹窗提示边切未完成；B. 重新扫描时须调整边切直径设计。

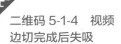

二维码 5-1-4　视频
边切完成后失吸

清注视绿点），此时的中心对位有困难。看不清注视点的恐慌会造成患者不断转动眼球，从而影响再次定位，手术操作时间延长或角膜水肿后的再次扫描可能会不在同一层面而形成夹层；此时如果激光扫描面积较小或终止在瞳孔区内，建议择期再次手术，避免术后视觉质量受到影响。

气泡的形成也会造成手术者看不清瞳孔区而找不到之前的定位中心，此时的中心对位应以激光扫描完成的透镜前表面圆形盘状气泡中心为定位中心，如之前扫描的中心与气泡圆盘中心之间存在偏差，可能导致夹层或切削不均匀，引起散光。

4. 小切口失吸

小切口失吸（二维码 5-1-7，图 5-1-5）有两个处理方法：①重新行激光扫描制作小切口，此时要注意中心定位，保证小切口在原来设计的位置，此时可适当缩小角膜帽直径，保证切口位置在激光扫描完成的角膜帽内；②使用器械用手工制作切口，特别需要注意切口的大小、深度和弧度，避免切口的不规则而造成散光；切口深度应适中，过深可能穿透角膜透镜层面，过浅可能未达到透镜层

二维码 5-1-5　视频
前表面失吸后复吸

二维码 5-1-6　视频
前表面失吸后取透镜

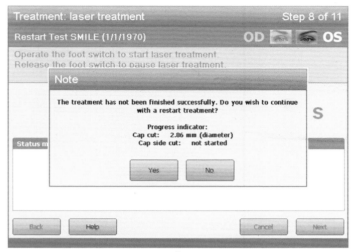

图 5-1-4　角膜基质透镜前表面（即角膜帽）切削未完成时发生失吸的处理

A. 系统弹窗提示角膜帽切削未完成；B. 进入 restart 模式重新扫描。

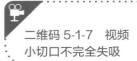

二维码 5-1-7　视频
小切口不完全失吸

Restart treatment: ReLEx SMILE

Restart Test SMILE (1/1/1970)　　　　　　OD 👁 👁 **OS**

The increased depth of the cap side cut is to facilitate access to the cap cut in the event of varying cut depth. The cap diameter can be adapted to clinical requirements.

Progress information:

Lenticule cut:	100 %
Lenticule side cut:	100 %
Cap cut:	100 %
Cap side cut:	2 %

Restart parameters:

Lenticule diameter [mm]	Lenticule thickness [µm]	
6.50 　－　＋	15 　－　＋	Perform lenticule side cut ☐

Cap diameter [mm]	Cap side cut depth [µm]	
7.50 　－　＋	120 　－　＋	Perform cap cut ☐

Back	Help	Reset to original parameters	Cancel	Next

The treatment starts with the cap side cut.

图 5-1-5　透镜小切口制作未完成时发生失吸的处理

重新激光扫描制作小切口。

面,这些都容易造成透镜取出时操作困难。

(二) 不完全(部分)负压脱失

此类负压丢失的情况最能考验手术医生的判断能力和对手术的掌控能力。负压部分丢失而激光仍在继续发射,如须终止激光发射则需手术者通过脚踏开关来控制。这种情况多见于患者极度紧张又极力配合手术者,导致眼球晃动(二维码 5-1-8)或睫毛卡顿在负压环内,造成漏气(二维码 5-1-9)。与完全负压脱失一样,不完全负压脱失也可发生在透镜后表面、透镜边切、透镜前表面和小切口扫描这四个环节,但需要注意的是,由于激光

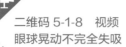

二维码 5-1-8　视频
眼球晃动不完全失吸

二维码 5-1-9　视频
不完全失吸全程漏气

的发射一直在持续中,所以应考虑的要点与完全负压脱失有所不同。

1. 角膜基质透镜后表面的不完全负压脱失

重点需要判断透镜后表面的中心在不完全负压脱失的激光扫描过程中是否有偏差及偏差是否在容错范围内(二维码 5-1-10),透镜后表面的切削是决定屈光矫正度数的关键所在,如偏差较大则应及时终止手术;同时应考虑患者是否能继续配合手术,如果判断不能配合手术的后续步骤或存在马上有完全负压脱失的风险,则建议完成角膜透镜边切后及时主动失吸,缓解患者的紧张情绪,为后续处理提供更多的缓冲空间。

二维码 5-1-10　视频
后表面不完全失吸错位取透镜

2. 透镜边切的不完全负压脱失

透镜边切的激光扫描时间非常短,这时的不完全负压脱失几乎不产生过多影响,但如有不完全负压脱失发生,手术者应考虑到透镜边缘激光扫描质量不佳,在分离透镜边缘时操作应更加细致轻柔。

3. 角膜基质透镜前表面的不完全负压脱失

理论上讲,角膜基质透镜的前表面并不决定屈光度数,这个位置的不完全负压脱失仍可以继续完成激光扫描,但应注意的是,如移位的幅度较大则可能引起散光(二维码 5-1-11),必要时可以主动失吸。

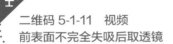

二维码 5-1-11　视频
前表面不完全失吸后取透镜

4. 小切口的不完全负压脱失

小切口的不完全负压脱失可能造成切口扫描的不完整、错位,给钝性分离带来困难。此时手术医生应特别注意在切口分离时的力度和方向,必要时可用一个锐利器械(一号注射器针头)轻拨一下后再进行钝性分离(图 5-1-6,图 5-1-7)。

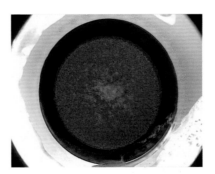

图 5-1-6　透镜小切口制作未完成时发生失吸

切口未形成。

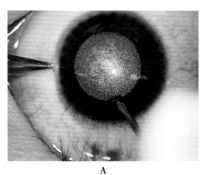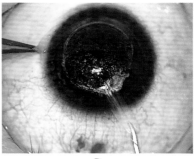

A	B

图5-1-7　透镜小切口制作未完成时发生失吸的处理

A. 透镜小切口制作未完成, 可以锐利器械辅助制作切口; B. 自手动制作切口处成功取出透镜。

（张丰菊　梁　刚　高　旭）

参考文献

1. 王雁, 赵堪兴. 飞秒激光屈光手术学. 北京: 人民卫生出版社, 2014: 108-116.

2. 苏才培, 杨亚波. 飞秒激光小切口角膜基质透镜取出术操作要点及并发症的预防和处理. 山东大学耳鼻喉眼学报, 2020, 34 (2): 13-16.

3. HAMED AM, HEIKAL MA, SOLIMAN TT, et al. SMILE intraoperative complications: Incidence and management. Int J Ophthalmol, 2019, 12 (2): 280-283.

4. WANGY, MA J, ZHANG J, et al. Incidence and management of intraoperative complications during small-incision lenticule extraction in 3004 cases. J Cataract Refract Surg, 2017, 43 (6): 796-802.

第二节 ┃ 不透明气泡层

一、原因

OBL 层的产生与飞秒激光的光致裂解机制相关,其发生原理为激光对角膜组织的光爆破过程中含水的角膜组织生成气泡,多个气泡积聚而形成 OBL,较多发生于低频高能型激光设备。SMILE 术中产生的 OBL 与 FS-LASIK 制瓣过程中出现的 OBL 在形态上多有不同,其形态多弥散,密度很小,程度较轻。一般而言,SMILE 术中的 OBL 不影响手术操作的正常进行,在分离透镜时均可消失,少数情况下可能对术后视力和视觉质量产生影响。OBL 的常见类型有中央型(气泡聚集在中央,相对致密)和周边型(气泡出现在透镜的边缘,呈毛刺状)。曾有报道表明,SMILE 术中OBL 的发生率约 0.73%。

造成 SMILE 术中 OBL 产生的原因包括:

1. 激光能量不稳定,多发生于能量过高的情况下。

2. 患眼眼部情况异常,如干眼等。

3. 术中眼球发生异常转动等。

4. 角膜吸环与角膜贴附不紧密。

5. 角膜组织生物特性异常,如角膜小、角膜厚和角膜硬度高,均容易发生 OBL。

6. 预计矫正的屈光度较低或角膜帽过薄。

7. 环境的温度和湿度不适宜。

二、临床表现

(一)症状

患者一般无主观症状,偶有患者主诉眼前白雾感。

（二）体征

OBL 产生时，手术显微镜下可见有角膜帽下方弥散的灰白状聚集物，出现在角膜中央时相对致密，在透镜边缘时可呈毛刺状（图 5-2-1）。

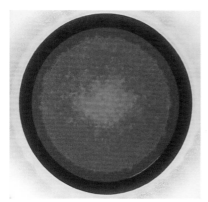 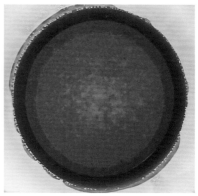

图 5-2-1　术中角膜帽中央下方 OBL 形成的表现

三、预防

1. 调整好手术室内环境，保持稳定的温度及湿度。

2. 选择最优化的激光参数。

3. 避免激光能量过高，将激光能量调整到适宜的范围和状态。

4. 患者如有干眼和角膜上皮粗糙等，术前可用人工泪液点眼，眼表微环境改善后再行手术。角膜斑翳会影响激光的穿透性，可能也会导致 OBL 的产生，手术方案应结合眼前节 OCT 的定位和定量检查和分析结果，进行个性化设计并谨慎操作。

5. 术前与患者进行良好沟通，确保患者术中的良好配合。

6. 矫正的屈光度数较低或角膜较厚时，避免角膜帽设置过薄，即设计为较深的透镜分离。

四、处理

SMILE 术中出现 OBL 时会造成层间黏着力增加,导致分离时的阻力增加,因此分离透镜时一定要谨慎操作,不要过于用力,建议采用非锐利的器械进行轻柔地钝性分离。对于程度较轻的 OBL,可稍等气泡吸收,然后再谨慎分离;应避免形成分离错层或夹层,尤其注意薄透镜分离时的操作,避免形成透镜撕裂或边缘组织残留。如有组织残留应仔细完整地取出,并检查透镜的完整性。取出残留组织的操作应轻柔,避免切口撕裂,术后宜充分冲洗,避免操作过程中带入异物或上皮组织。

（李仕明　高　旭）

参考文献

1. KRUEGER RR,MEISTER CS. A review of small incision lenticule extraction complications. Curr Opin Ophthalmol,2018,29(4):292-298.

2. WANG Y,MA J,ZHANG J,et al. Incidence and management of intraoperative complications during small-incision lenticule extraction in 3004 cases. J Cataract Refract Surg,2017,43(6):796-802.

3. SON G,LEE J,JANG C,et al. Possible risk factors and clinical effects of opaque bubble layer in small incision lenticule extraction(SMILE). J Refract Surg,2017,33(1):24-29.

4. ASIF MI,BAFNA RK,MEHTA JS,et al. Complications of small incision lenticule extraction. Indian J Ophthalmol,2020,68(12):2711-2722.

5. LI L,SCHALLHORN JM,MA J,et al. Risk factors for opaque bubble layer in small incision lenticule extraction(SMILE). J Refract Surg,2017,33(11):759-764.

6. WU D,LI B,HUANG M,et al. Influence of cap thickness on opaque bubble layer formation in SMILE:110 versus 140 micro. J Refract Surg,2020,36(9):592-596.

第三节 ▌ 角膜基质内扫描区出现黑区

一、原因

在飞秒激光扫描过程中,基质内未产生有效或足够的激光爆破,导致"切割"力度不足而出现与正常扫描不同颜色的黑区(black areas),是由于激光光路上有遮挡或激光能量过低影响激光穿透所致。主要危险因素包括:

1. 角膜表面有睑板腺分泌物或异物,如睫毛、棉絮等遮挡。
2. 角膜上皮水肿、过度干燥,负压反复吸引容易导致角膜上皮水肿(图 5-3-1)或在角膜表面或锥镜面黏附分泌物。
3. 角膜瘢痕。
4. 压平锥镜受污染或有瑕疵(图 5-3-2)。
5. 激光输出能量过低。

二、临床表现

角膜基质内扫描区出现的黑区可位于周边或光学区,多数在激光扫描透镜下层时出现,按照不同形态可分为线状、散点状和片状(图 5-3-3)。线状或散点状黑区虽然会增加透镜分离中的阻力,但一般不影响手术效果,而盲目或用力分离大范围的片状黑区,尤其当黑区位于或接近光学区时,会导致角膜不规则散光,是术后矫正视力下降或患者抱怨不良视觉质量的主要原因。

三、预防

避免过早、过频地使用表面麻醉剂,避免消毒液接触角膜;保持角膜表面的洁净,做到润而不湿,避免反复负压吸引,保持锥镜面清洁。定期检测并保养设备,维持适合工作环境的最佳激光能

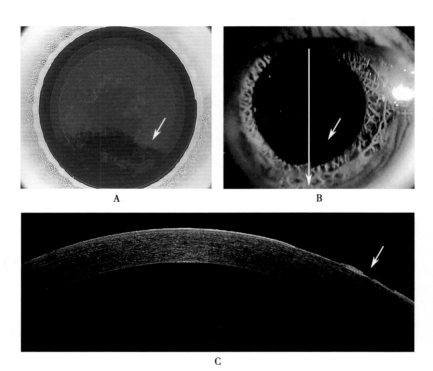

图 5-3-1　角膜基质内扫描区出现黑区

A. 角膜基质透镜下层扫描时出现大片黑区（箭头）；B、C. 眼前节 OCT 扫描显示相应部位角膜上皮水肿，部分上皮脱落（箭头）。

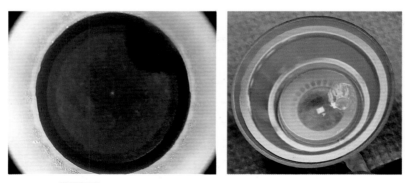

图 5-3-2　锥镜受污染（右图），相应部位出现黑区（左图）

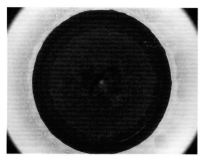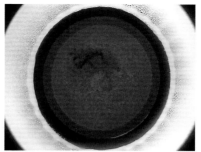

图 5-3-3 发生于不同部位、不同形态的黑区

量,避免能量过低。

四、处理

扫描角膜基质透镜下层出现大片黑区时应主动失吸,找到并消除隐患后于当天或改期重新按照原参数进行手术。周边的小片黑区、线状或散点状黑区可按原计划小心进行分离。对于配合欠佳、高度紧张、可能需要反复负压吸引的患者,假如屈光度合适,可与患者及家属充分沟通待其理解后改期行 SMILE 手术,也可同期改做准分子激光角膜表层或飞秒辅助下 LASIK 手术。

(陈跃国)

参考文献

1. WANG M,CHEN Y,ZHANG Y. Laser-assisted subepithelial keratomileusis substituted for an aborted small-incision lenticule extraction due to large black area formation. J Cataract Refract Surg,2020,46(6):913-917.
2. WANG Y,MA J,ZHANG J,et al. Incidence and management of intraoperative complications during small-incision lenticule extraction in 3004 cases. J Cataract Refract Surg,2017,43(6):796-802.
3. ASIF MI,BAFNA RK,MEHTA JS,et al. Complications of small incision

lenticule extraction. Indian J Ophthalmol，2020，68（12）：2711-2721.

第四节 ▌角膜基质透镜偏中心

一、原因

由于缺乏眼球跟踪定位、kappa 角及眼球自旋补偿系统，压平锥镜的中心对位正确与否更取决于术者经验及患者的配合。视轴偏离瞳孔中心过远即 kappa 角过大（图 5-4-1），压平锥镜接触角膜过程中患者未正确注视闪烁的指示光源，睑裂过小或结构异常致角膜表面未充分暴露或正对压平锥镜（图 5-4-2）均是产生基质透镜偏中心的主要原因。

二、临床表现

角膜基质透镜光区显著偏离角膜顶点、切削面不均匀导致角

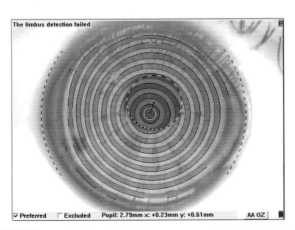

图 5-4-1　视轴偏离瞳孔中心的 Placido 盘投影角膜地形图
显示右眼大 kappa 角，瞳孔向鼻上方偏移，中心偏离角膜顶点水平（x）及垂直（y）距离分别为 0.23mm 及 0.61mm。

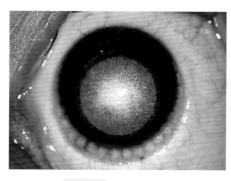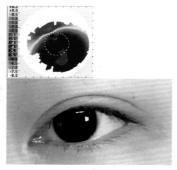

图 5-4-2　睑裂过小或结构异常所致的基质透镜偏中心

左眼小睑裂、重睑及内外眦成形术后（右下图），从锥镜压迹（左图，正位观察）可判断激光切割整体偏下，角膜地形图显示光区偏心（右上图）。

膜不规则散光，即高阶像差尤其是垂直彗差显著增加，也是欠矫、屈光回退的重要原因。患者可出现单眼视物重影、眩光等症状，严重者可导致裸眼视力及最佳矫正视力的下降。患者是否出现视觉症状或症状的严重程度与其个体的敏感性、暗环境下瞳孔大小及其对光反应灵敏度、透镜光区大小有关，透镜光区较小、暗环境下瞳孔较大且对光反应迟钝者，较易出现视觉症状。

三、预防

摆正头位，仰面朝上，眼球居中并使角膜顶点平面与锥镜平面平行。在负压吸引对位中心的过程中嘱患者避免眼球移动，始终保持自然良好的固视状态。当患眼 kappa 角较大时，尤其应注意随着压平锥镜的下压时，均匀扩大的水印中心应尽量与角膜同轴反光点重合，在达到 70%～80% 的水印面积时按下负压启动按钮，锥镜顺势瞬时到位（图 5-4-3）。

四、处理

假如在负压吸引过程中即已发现有明显的偏心对位，则应

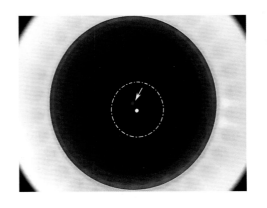

图5-4-3　角膜基质透镜偏中心预防

压平锥镜接触角膜,微调操纵杆,使均匀扩大的水印中心尽量与角膜同轴反光点(箭头)而非瞳孔中心(白点)重合。

在激光扫描开始前主动解除负压,重新进行对位;假如激光扫描结束后才发现有明显的偏心,则不应分离透镜,可终止手术,当时或改期进行准分子激光屈光性角膜切削术(photorefractive keratectomy,PRK),或根据角膜帽的厚度合理设计改做薄瓣的FS-LASIK。假如手术过程已全部结束,对于严重的基质透镜光学区偏中心造成最佳矫正视力下降2行以上或有明显的视觉症状者,可在屈光度及角膜形态稳定后,在角膜地形图或波阵面像差引导下进行个性化PRK,或用"Circle"软件行飞秒激光切削,将原先的角膜帽变成角膜瓣,掀开角膜瓣后在角膜地形图或波阵面像差引导下进行准分子激光的个性化切削。

(陈跃国)

参考文献

1. 中华医学会眼科学分会眼视光学组.我国飞秒激光小切口角膜基质透镜取出手术规范专家共识(2016年).中华眼科杂志,2016,52(1):15-21.

2. LIU Q,YANG X,LIN L,et al. Review on centration,astigmatic axis alignment,pupil size and optical zone in SMILE. Asia Pac J Ophthalmol(Phila),2019,8(5):285-390.

3. ASIF MI,BAFNA RK,MEHTA JS,et al. Complications of small incision

lenticule extraction. Indian J Ophthalmol, 2020, 68 (12): 2711-2721.

4. LIU S, ZHANG X, ZHOU X. Relationship of location between tear film center and corneal vertex following small-incision lenticule extraction. Ophthalmol Ther, 2022, 11 (3): 1163-1174.

第五节 ▍ 寻找角膜基质透镜困难

SMILE 术中角膜基质透镜的分离和取出环节是该手术操作的难点。当角膜基质透镜分离或取出过程中发生异常时均会导致一系列并发症，如透镜撕裂及组织残留、角膜基质损伤、边切口及角膜帽的撕裂等。角膜基质的损伤及透镜组织的残留会进一步导致角膜曲率异常、角膜不规则散光及屈光异常，严重影响患者术后视功能的恢复。SMILE 术中角膜基质透镜的寻找、分离和取出过程中发生的并发症与术者学习曲线高度相关。有研究表明，初学者实施 100 例 SMILE 手术时，透镜分离及取出过程相关的并发症多发生于前 50 例患者，占 16%(8/50)，而后 50 例患者仅占 2%(1/50)。此外，激光能量异常、不透明气泡层及黑区的出现亦会导致透镜分离及取出困难，即使手术经验丰富的高年资医生也不能完全避免此类术中并发症的发生。故掌握正确的防范和处理方法及透镜分离、取出相关的并发症对提高 SMILE 手术的安全性、有效性及预测性至关重要。

一、原因

1. **层次判断错误** 初学者手术操作不规范，误将角膜基质透镜的后表面当成前表面，导致透镜分离不成功。飞秒激光扫描结束后分离角膜透镜过程中，应先分离上层，再分离下层。如果分离角膜透镜上层时误入下层应及时转变分离方向，从帽层寻找突破口进入上层为宜，若持续再寻找下层注定会失败。据报道，透镜分离误入下层的发生率为 0.33%～7%。

2. 角膜透镜过薄或透镜外缘与角膜帽边缘间距过小。

3. 激光能量不足及不透明气泡过多、过于密集或黑区的出现，均可导致找寻不到透镜边缘或错层分离。

二、预防和处理

1. 初学者一定要做到心中有预案，当寻找下层困难时应想到是否为非计划分离，此时应及时更改分离方向。放大手术显微镜倍数或打开附置的裂隙灯显微镜可确认透镜的位置。选择相对尖锐的 SMILE 分离钩仔细寻找透镜前表面的边缘。

2. 有经验的医师可以根据第一次分离透镜时阻力的大小初步进行判断，当分离器进入上层进行分离操作时会有一定阻力，如阻力很小或有落空感可能已经误入下层。

3. 通过观察气泡融合状态可进行判断，即分离透镜上层时气泡呈融合状态，分离透镜下层时气泡消失。

4. 术中应用眼前节 OCT 观察手术扫描痕迹，确认微透镜的位置。

5. 通过手术录像回放可反复观察手术扫描视频，确定透镜边缘的具体位置。

6. 若仍无法找到透镜可暂闭合切口，将已分离的组织平整复位，求助上级医师，或数月后行表层手术或 FS-LASIK 术。二次手术应等待 3 个月以后屈光度稳定的情况下实施。关于角膜瓣参数设置问题，角膜瓣的厚度应薄于角膜帽的厚度，角膜瓣的直径应大于原角膜帽直径，选择鼻侧蒂为宜。

（翟长斌　张　丽）

参考文献

1. TITIYAL JS, KAUR M, RATHI A, et al. Learning curve of small incision lenticule extraction：Challenges and complications. Cornea, 2017, 36(11)：1377-1382.

2. WANG Y, MA J, ZHANG J, et al. Incidence and management of intraoperative complications during small-incision lenticule extraction in 3004 cases. J Cataract Refract Surg, 2017, 43 (6): 796-802.

3. HAMED AM, ABDELWAHAB SM, SOLIMAN TT. Intraoperative complications of refractive small incision lenticule extraction in the early learning curve. Clin Ophthalmol, 2018, 12: 665-668.

第六节 ▎角膜基质透镜分离困难

一、原因

1. 飞秒激光能量异常及 OBL 或黑区, 影响角膜基质透镜分离。

2. 角膜基质透镜偏薄。

3. 患者自身角膜组织结构异常, 造成角膜帽下方(透镜前表面)或透镜后表面分离困难, 多见于偏厚的角膜。

4. 初学者手术操作经验不足。

二、预防及处理

1. 固定眼球, 保持清晰的视野, 确保解剖层次清晰。

2. 激光扫描过程中出现较多、较密集的 OBL 时应调整分离方向, 用特殊的分离器械从不同角度、不同方位小心分离, 逐步突破, 避免透镜分离不全或错层分离, 造成组织机械损伤和透镜组织残留。

3. 初学者术前接受充分的 wet-lab 培训和操练, 缩短学习曲线。

4. 术前做好设备校准及能量检测, 预防 OBL 或黑区的产生。如果分离困难系 OBL 过多、过于密集导致, 应调整能量参数。

5. 若确实分离困难, 且无法找到正常基质透镜结构时, 建议暂时放弃手术或请经验丰富的高年资的医师协助完成。

(翟长斌　张　丽)

参考文献

1. 刘云川, 侯臻, 王洪娟, 等. 8 600 眼 SMILE 术中术后并发症观察. 中华眼视光学与视觉科学杂志, 2021, 23(5): 343-347.

2. 吕帆. 我国飞秒激光小切口角膜基质透镜取出手术规范专家共识(2018年). 中华眼科杂志, 2018, 54(10): 729-736.

3. 邢星, 李世洋, 赵爱红, 等. 小切口角膜基质透镜取出术 1 000 只眼并发症的观察. 中华眼外伤职业眼病杂志, 2017, 39(8): 619-622.

4. HAMED AM, HEIKAL MA, SOLIMAN TT, et al. SMILE intraoperative complications: incidence and management. Intern J Ophthalmol, 2019, 12(2): 280-283.

5. ASIF MI, BAFNA RK, MEHTA JS, et al. Complications of small incision lenticule extraction. Indian J Ophthalmol, 2020, 68(12): 2711-2722.

6. TITIYAL JS, KAUR M, RATHI A, et al. Learning curve of small incision lenticule extraction: Challenges and complications. Cornea, 2017, 36(11): 1377-1382.

第七节 ▎角膜基质透镜撕裂/组织残留

角膜基质透镜的撕裂、残留常见于屈光度数较低、透镜较薄的患者或透镜分离困难的患者。临床上,角膜基质透镜撕裂的发生率较低,但一旦发生透镜撕裂或残留且处理不当,会导致角膜曲率及屈光度的显著异常及不规则散光,影响术眼术后视觉质量。

一、原因

1. 多因手术操作不规范造成,透镜残留多发生在与边切口相对的位置上。

2. 激光能量异常,透镜周边出现黑区或 OBL,导致透镜分离困难,透镜取出不顺畅。

3. 透镜边缘分离不完整,在透镜未完全分离的情况下强行取出透镜。

4. 预期矫正屈光度数较低,透镜过薄。

5. 由于初学者经验不足或操作过于匆忙等,导致手法失误,操作方向不正确(例如透镜铲的尖端方向不正确或透镜撕出方向不正确);或透镜铲过于锐利,透镜分离不完整的情况下,容易导致透镜撕裂。

6. 患者配合差,术中眼球突然大幅度移动。

二、临床表现

(一)症状

1. 患者可无特殊主诉,对术后裸眼视力可能无明显影响。

2. 根据透镜残留部位不同,部分患者会有不同程度的视力不佳情况,可表现为视物不清,有重影。残留组织越大,越靠近光学区中心,对视力的影响越大。

(二)辅助检查

1. 验光结果 多为复性远视散光或混合散光。

2. 角膜地形图 角膜地形图可表现为不规则散光,组织残留区域出现异常的曲率改变(图 5-7-1);高度图显示有局部区域隆起。

3. 眼前节 OCT 眼前节 OCT 切面图上可能看到层间的透镜残留,严重的透镜组织残留可表现为层间间隙(图 5-7-2),甚至出现层间积液。

三、预防

1. 当预期矫正近视度数低于 −3.00D 时,应适当增加基底厚度(可增加 15～30μm),或根据瞳孔大小适当扩大光区以增加角膜基质透镜的厚度。当角膜基质透镜较薄时,分离过程中应仔细、轻柔,防止透镜撕裂的发生。

2. 快速扫描模式下点间距大,角膜基质间桥样连接多,分离

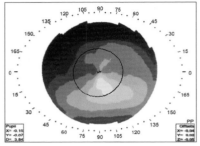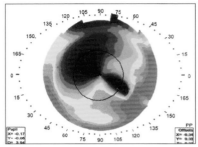

图 5-7-1 角膜基质透镜撕裂或残留角膜地形图表现

呈现不规则散光,透镜组织残留区域曲率显示异常改变;左图:SMILE 术前;右图:SMILE 术后发生透镜组织残留。

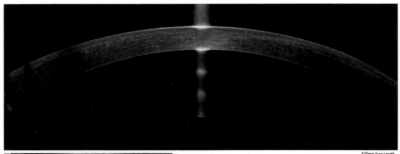

图 5-7-2 角膜基质透镜撕裂或残留的眼前节 OCT

可表现为角膜基质层间间隙。

时阻力大,易出现透镜撕裂,因此不推荐采用快速扫描模式。

3. 缩短 SMILE 学习曲线,首先熟练掌握飞秒激光角膜基质透镜取出术(femtosecond lenticule extraction,FLEx),再逐渐过渡到 SMILE;利用 wet-lab 平台反复训练;观摩专家手术并由专家亲自带教;初学者手术参数设置个性化,边切宽度设为 4mm;选择 −4.00D 以上的近视患者;透镜基底厚度增至 20μm。

4. 术中动作轻柔,操作方向正确,透镜分离器的尖端不要翘起,分离透镜时分离器头部一定要超出透镜范围,以保证透镜分离彻底。

5. 角膜基质透镜分离或取出过程中遇到阻力时可变换角度,采用多方位小心试探性分离取出的策略。如用显微镊夹取透镜时阻力较大,应采用透镜分离器再次分离透镜前、后表面,切勿强行取出。

6. 如果在分离透镜过程中发现透镜破损,应立即停止操作,改变分离位置和方向。必要时可于发生透镜破损的对侧制作侧切口,小心分离;如果在取透镜时发现破损,亦应立即停止操作,重新分离透镜并改变撕拉的位置及方向。

7. 不能确定基质透镜是否完整取出时,应将取出的透镜在生理盐水中展开并铺平,观察边缘是否完整。

四、处理

1. 应根据临床表现尽早诊断。若可能出现透镜残留问题,可通过回看手术录像,或借助角膜地形图、眼前节 OCT 等辅助判断是否存在透镜残留。显然验光或角膜地形图检查结果可提示是否存在显著的散光或角膜曲率异常改变。

2. 发生透镜组织残留时原则上应全部取出,尤其是存在于光学矫正区域内者。透镜残留的最佳处理时机是术中即刻发现并及时处理,这比二次手术取出透镜更易于成功,并较少影响术后早期的视功能恢复(二维码 5-7-1)。

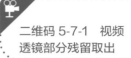

二维码 5-7-1　视频
透镜部分残留取出

3. 须采用透镜分离器小心分离残留组织并用透镜镊取出。一般情况下残留透镜都在角膜基质床面上,必要时利用分离器寻找残留组织边缘,由中间向两侧仔细剥离;操作时应避免器械反复进入囊袋并避开瞳孔区。

4. 尽量用取出镊牢固抓取剥离组织并一次性取出,避免再次组织残留,给手术造成更大的困难。

5. 将取出的残留透镜与之前取出的透镜进行对合,确保透镜取出完全。

6. 残留透镜取出后最好进行帽外复位,以避免散光。

7. 如果仅在边缘部位残留极小条带透镜组织,且长度在1～2mm 内,宽度小于 1mm 且位于光学区外,可以观察。

8. 对于角膜不规则散光,可择期行角膜地形图引导的准分子激光增效手术。

（翟长斌　张青蔚　高　旭　张　丽）

参考文献

1. 刘云川,侯臻,王洪娟,等. 8 600 眼 SMILE 术中术后并发症观察. 中华眼视光学与视觉科学杂志,2021,23(5):343-347.

2. 王丽霞,林青鸿,李瑞霞,等.飞秒激光小切口角膜基质透镜取出术并发症观察.中华眼外伤职业眼病杂志,2021,43(11):832-836.

3. 李彩红,赵宏,贾博,等.飞秒激光小切口角膜基质透镜取出术透镜残留的处理.中华眼外伤职业眼病杂志,2018,40(10):758-761.

4. 马娇楠,王雁.飞秒激光小切口角膜基质透镜取出术术中并发症及处理.中华实验眼科杂志,2021,39(12):1104-1108.

5. 邢星, 李世洋, 赵爱红, 等. 小切口角膜基质透镜取出术 1 000 只眼并发症的观察. 中华眼外伤职业眼病杂志, 2017, 39(8): 619-622.
6. KRUEGER RR, MEISTER CS. A review of small incision lenticule extraction complications. Curr Opin Ophthalmol, 2018, 29(4): 292-298.
7. ASIF MI, BAFNA RK, MEHTA JS, et al. Complications of small incision lenticule extraction. Indian J Ophthalmol, 2020, 68(12): 2711-2722.

第八节 ┃ 角膜帽缘撕裂/切口处角膜上皮破损

一、原因

角膜帽缘切口相对较小, 为 2～4mm。对于初学者, 在分离角膜基质透镜时分离器探入的角度过大、纵向行进过深、器械压迫并摩擦切口、扭转用力过大等, 均易导致角膜帽缘撕裂及/或切口处角膜上皮破损。此外, 各种因素导致透镜分离困难如严重的 OBL 或黑区时操作者过度用力、患者由于紧张而突然转动眼球, 也可导致角膜帽缘或切口撕裂。

二、临床表现

沿切口方向及小范围的角膜帽缘撕裂及/或切口处上皮破损, 一般不影响术后屈光度及视力(图 5-8-1)。对于范围较大且涉及视区的角膜帽撕裂, 可由于线形瘢痕导致轻度不规则散光, 引起矫正视力下降或影响视觉质量。

三、预防

不必过分追求过小的切口, 尤其对于初学者, 在刚开始的学习阶段可以将切口设定为 3～4mm, 随着操作技术的娴熟精进, 再逐渐将切口缩小为 2mm。此外, 在分离及取出透镜时操作应轻柔,

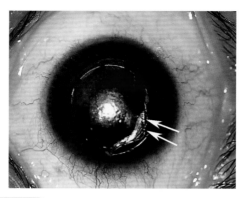

图 5-8-1　透镜分离过程中角膜帽缘撕裂（箭头）

注意分离器及显微镊探入的角度及深度。尽量避免先入透镜后层，由于增加分离前层的操作难度而导致角膜帽缘撕裂。在分离透镜时应叮嘱患者放松，不要突然用力转动眼球。

四、处理

透镜完整取出后尽量避免冲洗或过度冲洗，以免导致术后角膜上皮植入。术后即刻佩戴绷带式角膜接触镜 1～2 天，或待角膜上皮愈合后取出绷带式角膜接触镜。

（陈跃国）

参考文献

1. RAMIREZ-MIRANDA A，RAMIREZ-LUQUIN T，NAVAS A，et al. Refractive lenticule extraction complications. Cornea，2015，34（Suppl 10）：S65-67.
2. TITIYAL JS，KAUR M，RATHI A，FALERA R，et al. Learning curve of small incision lenticule extraction：Challenges and complications. Cornea，2017，36（11）：1377-1382.

第九节 ▎非切口处角膜上皮缺损

一、原因

角膜上皮缺损在 SMILE 手术过程中比较少见,可以发生在切口处或者非切口处如角膜中央,非切口处的角膜上皮缺损更为少见。通常在切口处的角膜上皮缺损较常见,多与切口处的过多操作有关,术前或术中过多用表面麻醉药点眼也容易造成角膜上皮松脱,导致角膜上皮发生游离甚至缺损。

据报道,切口处的角膜上皮缺损发生率为 0.17%～11.25%,中央角膜上皮缺损发生率约 0.3%。切口处的角膜上皮缺损一般不会对视力产生影响,对于中央角膜上皮缺损,术后有时可见界面的炎症反应。

二、临床表现

(一) 症状

患者可表现为术后术眼的疼痛、流泪、畏光、睁眼困难等,有的患者可能会引起视力下降或发生视觉症状,一般比较轻微。

(二) 体征

裂隙灯显微镜下可以看到角膜上皮缺损的位置和面积,多位于切口周围,有时角膜上皮缺损面积较小,但周边角膜上皮较为松散或呈灰白状,下方角膜基质轻度水肿。

三、预防

术前应避免过量用表面麻醉药点眼,以免造成角膜上皮松脱。术中操作要轻柔,尤其应减少器械进出角膜切口的次数,并注意角膜上皮的黏附程度,避免手术器械过多扰动角膜上皮。术后注意将松脱的角膜上皮及时复位,并充分进行角膜帽下冲洗,避免角膜上皮植入。

四、处理

对于较大的角膜上皮缺损可以考虑佩戴角膜绷带镜及应用促进上皮修复的滴眼液,术眼疼痛明显者也可考虑局部应用非甾体抗炎类滴眼液,严重者也可口服布洛芬片剂止疼,嘱咐患者不能用力挤眼和揉眼。较轻的角膜上皮缺损临床观察即可,多可于术后第 2 天快速修复。

(李仕明)

参考文献

1. ASIF MI,BAFNA RK,MEHTA JS,et al. Complications of small incision lenticule extraction. Indian J Ophthalmol,2020,68(12):2711-2722.
2. KRUEGER RR,MEISTER CS. A review of small incision lenticule extraction complications. Curr Opin Ophthalmol,2018,29(4):292-298.
3. WANG Y,MA J,ZHANG J,et al. Incidence and management of intraoperative complications during small-incision lenticule extraction in 3004 cases. J Cataract Refract Surg,2017,43(6):796-802.

第十节 ▎角膜帽穿孔/划开

一、原因

角膜帽穿孔/划开大多与透镜取出过程中的操作不当有关,尤其是在分离透镜前表面时容易发生,多见于学习曲线的早期。当角膜帽下有 OBL 时会造成角膜基质透镜分离困难,如果分离时用力过大或分离器前端的角度上翘,或者是患者的 Bell 征明显而眼球上翻,就有可能挑破角膜帽,造成穿孔或划开。

二、临床表现

(一) 症状

如果角膜帽穿孔/划开处于非光学区,患者一般不会有明显的主观症状。如果角膜帽穿孔/划开处于光学区或范围较大,有可能引起散光和视物清晰度下降。

(二) 体征

手术显微镜下可见分离器穿透角膜帽时造成角膜帽穿孔/划开(图5-10-1)。

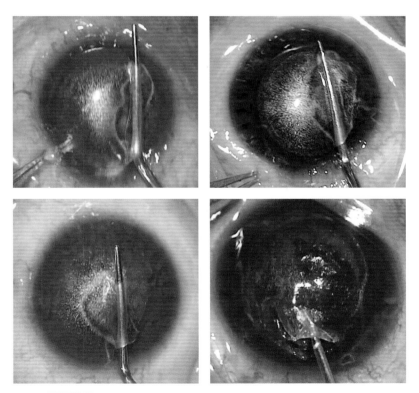

图5-10-1　角膜基质透镜分离过程中发生的角膜帽穿孔和划开

三、预防

术中操作尤其是分离角膜基质透镜前表面时应平稳,切忌过快过猛,避免分离器前端上翘,并注意保持一定的下压态势;同时注意观察患者的配合情况,精神紧张的患者用双手法可固定眼球,避免出现眼球突然转动,致切口或帽穿孔及撕裂等情况的发生。

四、处理

发生角膜帽穿孔/划开时应先退出器械暂停操作,避免裂口扩大,观察穿孔/划开的大小和位置。再次分离时可从其他角度小心仔细进行,从而避开穿孔/划开处受力,以免造成更大的撕裂。术后注意冲洗角膜帽下,避免带入异物和角膜上皮植入。术终可根据角膜穿孔撕裂大小酌情配戴角膜绷带镜,促进创伤愈合,减轻疼痛症状,术后随访时注意观察撕裂处角膜愈合情况。

（李仕明）

参考文献

1. KRUEGER RR, MEISTER CS. A review of small incision lenticule extraction complications. Curr Opin Ophthalmol, 2018, 29(4): 292-298.
2. ASIF MI, BAFNA RK, MEHTA JS, et al. Complications of small incision lenticule extraction. Indian J Ophthalmol, 2020, 68(12): 2711-2722.

第十一节 ▎角膜帽下异物

一、原因

SMILE 术中的角膜帽下异物发生率约 0.30%,异物可能是手套上的滑石粉、擦拭眼表的海绵纤维、操作器械上的金属颗粒、

睑板腺分泌物等,如果不能及时清洗干净术后则可能持续存在。SMILE 角膜帽下异物残留的原因有:

1. 术前对结膜囊的冲洗不彻底,有异物残存。
2. 器械清洗不干净,附着有眼部组织的丝状物黏附。
3. 机械操作过多,导致颗粒状金属异物残留。
4. 手术结束时的冲洗有可能将异物带入。

二、临床表现

(一) 症状

异物较小时或位于周边时一般无主观症状。

(二) 体征

裂隙灯显微镜下可见角膜层间的高反光细小颗粒物或丝状物,多位于角膜切口附近,偶见于其他部位(图 5-11-1)。

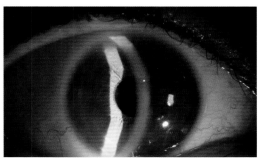
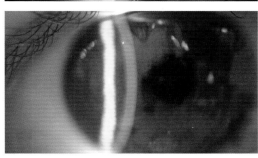

图 5-11-1 SMILE 术后角膜帽下异物

上图:异物位于瞳孔缘;下图:异物位于切口附近。

三、预防

1. 术前将结膜囊冲洗干净。

2. 术中应保持器械干净,建议分离透镜前将分离器用冲洗液先行清洗,尽量减少不必要的操作,以免带入异物。

3. 术后避免对切口和层间进行过度冲洗。

四、处理

SMILE 术后即刻应在裂隙灯显微镜下观察角膜微切口和角膜层间,如发现有角膜帽下异物应立即冲洗干净。术后发现有角膜帽下异物时应结合异物部位和反应进行综合分析,异物位于瞳孔区范围或判断有可能引起炎症反应时应及时冲洗。异物位于角膜周边且较为稳定者,可暂时进行临床观察。

（李仕明）

参考文献

1. WANG Y,MA J,ZHANG L,et al. Postoperative corneal complications in small incision lenticule extraction:Long-term study. J Refract Surg,2019,35 (3):146-152.

2. ASIF MI,BAFNA RK,MEHTA JS,et al. Complications of small incision lenticule extraction. Indian J Ophthalmol,2020,68(12):2711-2722.

第六章

飞秒激光小切口
角膜基质透镜取出术的
术后并发症及处理

第一节 ┃ 干眼

与其他眼表屈光矫正手术方法比较,SMILE 更好地保持了角膜结构的完整性,减轻了角膜神经的损伤程度和术后的损伤愈合反应。有研究表明,SMILE 相较 FS-LASIK 手术对角膜神经纤维的长度及密度影响较小,但术后仍可能导致干眼,常见的症状有眼部干涩及异物感,症状可持续数周或数月,但绝大多数患者会在术后 3~6 个月恢复至术前基线水平,极少数患者会因持续性或严重眼表症状而对术后效果不满意。

一、原因

SMILE 术后导致干眼的原因包括:

1. 术中角膜基质神经纤维被切断,导致神经营养性角膜上皮病变。

2. 角膜敏感度下降,降低了对泪腺的反射刺激,导致基础泪液分泌量减少。

3. 角膜基质透镜取出后角膜凹陷导致角膜形态改变,影响泪膜稳定性,尤其高度近视眼。

4. 术中使用的麻醉药物可损伤角膜上皮,或负压吸引环可损伤结膜杯状细胞。

二、易感因素

1. 术前眼干的患者术后容易加重干眼症状。

2. 干燥的生活环境。

3. 睑裂宽、突眼、眼睑退缩会增加泪液的蒸发。

4. 瞬目较少会增加泪液蒸发,多见于长期从事阅读、开车或使用电脑工作的患者。

5. 睑缘炎、睑板腺炎、睑板腺功能障碍（meibomian gland dysfunction，MGD）的患者泪膜脂质成分减少，导致泪膜易破裂而影响泪膜的稳定性。

三、预防及处理

（一）预防

1. 术前根据眼表功能的评估结果个性化地选择人工泪液、促进泪液分泌的 3% 地夸磷索钠滴眼液和改善眼表炎症的 0.05% 环孢素滴眼液，严重者使用泪点栓塞法等治疗干眼的相关措施。

2. 术前积极治疗睑缘炎、睑板腺炎及 MGD。

3. 如术前干眼症状严重且经治疗后无明显改善者，应暂缓角膜屈光手术。

4. 应尽量缩短手术时间，减少术中麻醉药物使用的应用频率及负压吸引环的使用时间。

（二）处理

1. 术后辅以治疗干眼的药物是减轻术后干眼程度的方法之一，包括低浓度糖皮质激素滴眼液、非甾体抗炎类滴眼液、人工泪液、3% 地夸磷索钠滴眼液及 0.05% 环孢素滴眼液等的个性化使用等。

2. 术后长期眼干的患者必要时可辅助采用泪点栓塞法，伴有睑缘炎和 MGD 者可行强脉冲激光治疗。

3. 如生活环境干燥可使用加湿器增加环境湿度，并采用眼睑局部热敷等方法缓解眼干症状，长期从事电脑工作或长期阅读者更应加强眼部症状的改善措施。

（张丰菊　许梦尧）

参考文献

1. MA K K，MANCHE E E. Corneal sensitivity and patient-reported dry eye

symptoms in a prospective randomized contralateral-eye trial comparing laser in situ keratomileusis and small incision lenticule extraction. Am J Ophthalmol, 2022, 241: 248-253.

2. PALME C, MULRINE F, MCNEELY R N, et al. Assessment of the correlation of the tear breakup time with quality of vision and dry eye symptoms after SMILE surgery. Int Ophthalmol, 2022, 42 (3): 1013-1020.

3. RECCHIONI A, SISÖ-FUERTES I, HARTWIG A, et al. Short-term impact of FS-LASIK and SMILE on dry eye metrics and corneal nerve morphology. Cornea, 2020, 39 (7): 851-857.

4. SHEN Z, ZHU Y, SONG X, et al. Dry eye after small incision lenticule extraction (SMILE) versus Femtosecond laser-assisted in situ keratomileusis (FS-LASIK) for myopia: A meta-analysis. PloS one, 2016, 11 (2): e0168081.

5. WANG B, NAIDU R K, CHU R, et al. Dry eye disease following refractive surgery: A 12-month follow-up of SMILE versus FS-LASIK in high myopia. J Ophthalmol, 2015, 2015: 132417-132418.

6. XU Y, YANG Y. Dry eye after small incision lenticule extraction and LASIK for myopia. J Refract Surgery, 2014, 30 (3): 186-190.

7. 中华医学会眼科学分会眼视光学组. 我国飞秒激光小切口角膜基质透镜取出手术规范专家共识(2018 年). 中华眼科杂志, 2018, 54(10): 729-736.

8. 中国微循环委员会眼微循环屈光专业委员会. 中国激光角膜屈光手术围手术期用药专家共识(2019 年). 中华眼科杂志, 2019, 55(12): 896-903.

第二节 ▎弥漫性板层角膜炎

弥漫性板层角膜炎(diffuse lamellar keratitis, DLK)又称"撒哈拉"综合征(Sahara syndrome),是一种因角膜损伤而产生的非特异性无菌性炎症反应。DLK 是由 Smith 和 Maloney 于 1998 年首次描述的一种 LASIK 术后早期的、对视力有潜在威胁的并发症,随着角膜屈光手术的发展,DLK 也成为 SMILE 的一种术后并发症。

一、原因

SMILE 术后发生的 DLK 多发生在术后 24 小时内,主要表现为非感染性、弥漫性角膜帽下炎性细胞浸润,出现细小的白色颗粒样混浊。DLK 的发生与多种因素有关,其中包括:

1. 残留于手术器械上的细菌内、外毒素损伤角膜层间组织。

2. 睑板腺分泌物的作用。

3. 角膜刀切削产生的碎屑、角膜刀及其容器的清洗剂或润滑剂、吸水海绵的碎屑在角膜上残留。

4. 术中及术后发生的角膜上皮缺损。

5. 术中飞秒激光能量过大。

目前的研究结果显示,SMILE 术后 DLK 的发生率较低。实验研究结果表明,与 LASIK 相比较,SMILE 术后角膜基质细胞的凋亡程度较轻,角膜细胞及角膜胶原蛋白增殖更少,可能是 SMILE 术后 DLK 发生率较低的原因。有研究表明,DLK 的发生概率与角膜基质透镜厚度和激光能量有关,透镜越薄,激光能量越高,越容易发生 DLK。

二、临床表现

(一) 症状和体征

典型的 DLK 多在术后 24 小时或几天内发病,术后 2 个月以后发生的称为迟发性 DLK。DLK 的临床症状可从无症状、轻微视力下降、畏光到严重的视力损伤,其体征表现为弥漫性角膜帽下雾状混浊,炎症浸润灶多以手术碎屑或小切口周围为中心,呈弥漫性或散在性分布,通常从周边或旁中心开始,向中央区呈"波浪样"进展,一般情况下无前房炎症反应,最终混浊区域的角膜上皮出现融解。

(二) 分级

依据炎症反应的程度可将 DLK 分为 4 级。1 级为轻度的角膜炎症,典型者病灶位于小切口周边部,反应轻微,患者无明显主觉症状(图 6-2-1)。2 级为角膜的中度炎症浸润,病变侵及中央角膜,但不超过角膜帽的边缘,伴有视力减退和/或畏光(图 6-2-2)。3 级为显著的角膜炎症浸润,部分或整个角膜层间均有成簇的细胞物质,角膜中央受累,甚至影响虹膜组织的观察,视力进一步下降(图 6-2-3)。4 级为角膜中央的致密白色浸润,伴或不伴有角膜融解,出现显著的视力损害(图 6-2-4)。

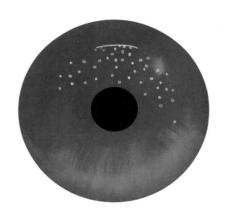

图 6-2-1　DLK 1 级表现

可见轻度的角膜炎症,典型者位于小切口周边部,反应轻微。

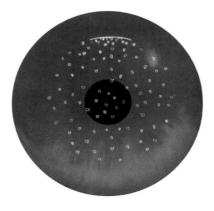

图 6-2-2　DLK 2 级表现

为中度炎症浸润,病变侵及中央角膜,但不超过角膜帽的边缘。

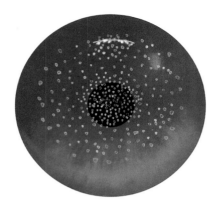

图6-2-3　DLK 3级表现

为显著的角膜炎症浸润,部分或整个层间均有成簇的细胞物质,角膜中央受累,甚至影响虹膜细节的观察。

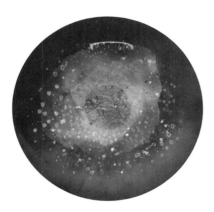

图6-2-4　DLK 4级表现

为角膜中央的致密白色浸润,伴或不伴有角膜融解。

三、预防及处理

(一)预防

1. 手术前应严格规范手术器械消毒步骤。

2. 术前积极治疗睑缘炎及痤疮。

3. 合理设置飞秒激光的能量。

4. 术中避免损伤角膜上皮。

5. 避免术后眼部外伤。

（二）处理

目前,SMILE 术后 DLK 与 LASIK 术后 DLK 的治疗原则相同,主要根据其严重程度制定治疗方案,病变为 1 级时可用高浓度糖皮质激素滴眼液频繁点眼。2 级病变时除局部应用糖皮质激素滴眼液和眼膏外,可考虑联合进行角膜帽下冲洗。大部分轻度 DLK 患者经过 1 周的治疗炎症可消退且不影响视力。3、4 级病变者在进行角膜帽下冲洗的同时可局部及全身联合应用糖皮质激素,应积极进行救治,避免病情迁延而导致角膜基质的融解变薄,出现远视漂移及散光,影响视功能。

（张丰菊　许梦尧）

参考文献

1. RIAU A K, ANGUNAWELA R I, CHAURASIA S S, et al. Early corneal wound healing and inflammatory responses after refractive lenticule extraction (ReLEx). Invest Ophthalmol Vis Sci, 2011, 52(9): 6213-6221.

2. DE PAULA F H M D, KHAIRALLAH C G M D, NIZIOL L M M S, et al. Diffuse lamellar keratitis after laser in situ keratomileusis with femtosecond laser flap creation. J Cataract Refract Surg, 2012, 38(6): 1014-1019.

3. REINSTEIN D, STUART A, VIDA R, et al. Incidence and outcomes of sterile multifocal inflammatory keratitis and diffuse lamellar keratitis after SMILE. J Refract Surg, 2018, 34(11): 751-759.

4. ZHAO J, HE L, YAO P, et al. Diffuse lamellar keratitis after small-incision lenticule extraction. J Cataract Refract Surg, 2015, 41(2): 400-407.

5. 中华医学会眼科学分会眼视光学组. 我国飞秒激光小切口角膜基质透镜取出手术规范专家共识(2018 年). 中华眼科杂志, 2018, 54(10): 729-736.

第三节 ▎ 感染

一、原因

感染性角膜炎为 SMILE 手术最严重的术后并发症之一。SMILE 与其他屈光矫正手术一样,由于角膜正常的解剖屏障的破坏,致病菌可直接侵入到角膜层间引起术后角膜层间的感染。SMILE 术后感染的原因较为复杂,围手术期管理因素及术后患者本身的因素均可导致感染,其中有两点尤其应引起注意:①手术前应特别注意术眼是否存在睑缘炎、睑腺炎、眼睑内翻倒睫或 MGD;术前眼部消毒也应注意睑缘的清洗;②手术室内应注意无菌环境的控制,同时注意控制手术室温度和湿度,控制手术室人员的数量,避免人员的频繁出入。术毕术眼应点用广谱抗生素滴眼液或眼膏以预防感染。

二、临床表现

SMILE 手术后感染性角膜炎的症状多表现为眼红、眼痛、视力下降、分泌物增多等,其中以眼红和视力下降为主要表现。术后早期感染主要位于角膜基质层间的腔隙内,由于角膜帽尚完整,患眼临床症状常较轻,甚至表现为症状与体征分离现象(症状较轻,体征较重)。患眼临床体征主要为角膜帽下炎性反应浸润灶,可局限于或弥漫至全角膜帽下,并可向角膜表层和深层两个方向发展(即累及角膜帽下浅层角膜基质或累及深层角膜基质,甚至角膜全层)。

SMILE 术后感染性角膜炎的致病微生物主要包括细菌、真菌及病毒。美国白内障和屈光手术协会(American Society of Cataract and Refractive Surgery)的研究结果显示,引起激光角膜屈光手术后早期(2周内)感染性角膜炎的常见致病微生物为葡萄球菌和链球菌,而引起术后晚期(2周~3个月)感染性角膜炎的微生物常以机会致病菌为主,如真菌、诺卡菌及非典型分枝杆菌。一般情况下葡萄球菌引起的感染临床症状较轻,进展缓慢,角膜溃疡灶较表浅,多为局限性;链球菌引起的感染常起病急,病变进展迅速,角膜溃疡呈匐行状,严重者可伴有角膜穿孔和前房积脓;真菌性感染常为迟发性,病变进展缓慢,感染灶可位于角膜表层,早期易误诊为DLK。SMILE手术后不同病因引起的角膜炎的治疗方法不同。因此,充分了解SMILE手术后角膜感染的特点并掌握正确的治疗原则,进行合理的辨证施治方法对挽救患眼的视功能尤为重要。

近年来SMILE术后分枝杆菌性角膜炎的发生率有上升趋势。分枝杆菌为嗜酸杆菌,属于机会致病菌,广泛存在于不同温度和湿度条件下的组织中。术后分枝杆菌感染的特点为:①慢性及隐匿性病程;②起病晚(术后2~8周);③对普通抗生素不敏感。然而,随着生活水平和环境的变化,术后早期即2周内也要警惕分枝杆菌的感染,我们提供的病例即为SMILE术后4天因雨滴不慎落入眼睛而出现右眼眼红、眼痛1天(图6-3-1~图6-3-3),就诊后除常规给予广谱强效抗生素外,还给予万古霉素注射液(50mg/mL)行角膜层间冲洗,收集角膜层间物质送细菌培养后发现为分枝杆菌生长,确诊为右眼SMILE术后分枝杆菌性角膜炎。行角膜帽下冲洗术后1周(图6-3-4)、2周(图6-3-5)、3周(图6-3-6)及3个月(图6-3-7)时随诊,可见手术切口及病灶区角膜逐渐透明,感染病灶得到控制,术后裸眼视力提升至1.0,电脑验光结果为+0.50DS/−0.62DC×39。

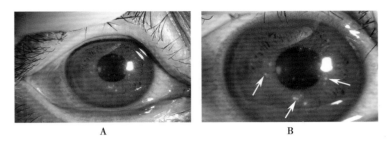

图 6-3-1　SMILE 术后 4 天感染性角膜炎裂隙灯显微镜下表现

A. 可见右眼结膜混合充血；B. 角膜层间可见散在点片状灰白色病灶（白色箭头），病灶周围呈现角膜浸润水肿，手术切口闭合好。

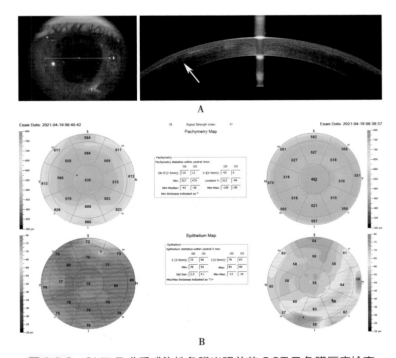

图 6-3-2　SMILE 术后感染性角膜炎眼前节 OCT 及角膜厚度检查

A. 眼前节 OCT 可见浸润灶处角膜层间水肿；B. 角膜厚度图显示右眼角膜增厚至 536μm，角膜上皮增厚至 78μm。

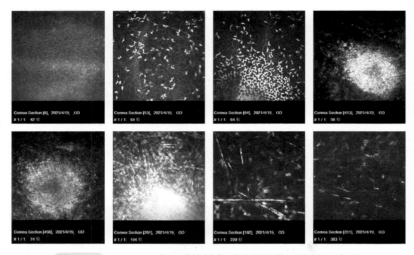

图6-3-3　SMILE术后感染性角膜炎共聚焦显微镜下表现

右眼角膜上皮细胞形态可,上皮下可见多量炎性细胞及活化态朗格汉斯细胞,病灶周边有炎细胞聚集,角膜浅基质层(50～100μm)可见多处点状聚集高反光影像(性质不确定、注意排查细菌),角膜深基质层可见松针样高反光影像,角膜内皮细胞形态可,可见多量炎细胞浸润。

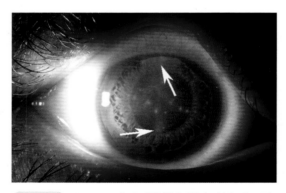

图6-3-4　SMILE术后感染性角膜炎冲洗后1周

手术切口及病灶周围可见角膜水肿。

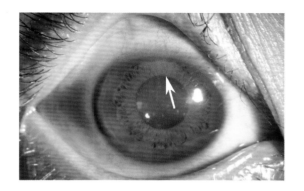

图 6-3-5 SMILE
术后感染性角膜炎
冲洗后 2 周

病灶区水肿明显减
轻，手术切口周围仍
可见轻度水肿。

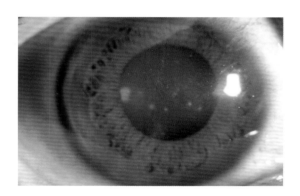

图 6-3-6 SMILE
术后感染性角膜炎
冲洗后 3 周

手术切口及病灶区
角膜透明，无明显
水肿。

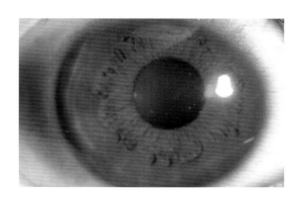

图 6-3-7 SMILE
术后感染性角膜炎
冲洗后 3 个月

角膜感染得到有效
控制。

三、处理原则及措施

1. SMILE 术后角膜感染的治疗原则是及时查找病因，积极控制感染，减轻炎性反应，促进角膜溃疡愈合，尽量避免瘢痕的形成，以保存有用视力。一旦怀疑 SMILE 术后感染，应立即采集角膜帽下标本进行微生物培养；立即停用糖皮质激素类药物，同时，眼局部联合应用 2 种或 2 种以上的广谱抗菌药物；感染累及角膜深层基质或有前房积脓者应联合全身药物治疗，以迅速控制感染。

2. 局部用抗菌药的同时应扩开手术切口进行角膜腔隙内抗菌药冲洗，有助于病原菌和坏死组织的清除。角膜感染严重者，如果角膜帽已经形成较大溃疡，应考虑行角膜帽切除术，有利于感染的迅速控制。还可以联合紫外线-核黄素角膜胶原交联术（cross-linking，CXL）进行治疗。

3. 目前 SMILE 术后角膜感染用糖皮质激素药物进行治疗仍存在争议，有研究者建议感染早期加用糖皮质激素类药物以抑制角膜瘢痕的形成，但大多数研究人员认为应在感染控制后再合理加用低浓度糖皮质激素，以达到减轻炎症反应及瘢痕的形成的目的。

4. 既往文献曾报道一例 SMILE 术后 4 天发生严重真菌感染，最终行穿透角膜移植术的病例。治疗时给予紧急囊袋内万古霉素注射液（1mg/0.1mL）和伏立康唑溶液（50μg/0.1mL）冲洗以杀灭金黄色葡萄球菌和潜在的真菌病原。在涂片中检测到菌丝后开始局部用伏立康唑溶液（10mg/mL）和左氧氟沙星滴眼液（5mg/mL），每 5 分钟点眼一次，共点眼 1 个小时，然后改为每小时点眼 1 次。此外每 12 小时口服伊曲康唑 100mg。患眼用 2% 阿托品滴眼液点眼行睫状肌麻痹。添加多西环素（200mg/d）和维生素 C（1g/d）的口服，以促进角膜感染灶的愈合。治疗 10 天后患者情况得到好转，建议患者出院后继续用伏立康唑（10mg/mL）、左氧氟沙星滴眼液点眼和伊曲康唑（100mg）口服以强化治疗。然而，由于患者依从性差,导致角膜严重变薄,最终穿孔。我国孙旭光教授报道了一例 SMILE 术后 40 天真菌感染者,经 2 个月的抗真菌(那他霉素滴眼液、伏立康唑滴眼液、特比萘芬滴眼液)治疗和其他抗感染治疗,病情得到有效控制,裸眼视力恢复至 0.6。

5. 目前只有一例 SMILE 术后发生单纯疱疹病毒性角膜感染的报道,该患者治疗时发现局部用抗生素药物治疗无效,患者接受了地塞米松注射液 4mg 结膜下注射并口服伐昔洛韦 3g/d,持续治疗 15 天后角膜浸润灶逐渐消失,角膜基质病灶形成纤维瘢痕化。

四、预防

应注意术前准备的规范化及严谨性。术前积极对干眼和眼睑、结膜或眼附属器的感染进行治疗,采用抗生素滴眼液进行预防性点眼,术前结膜囊清洁时应注意充分冲洗上、下眼睑及穹隆部结膜,同时注重清洗睑缘,用棉签消毒睑缘及睫毛根部,并保证结膜囊的消毒时间和范围,避免术中操作导致睫毛根部、眼表和结膜囊的微生物及睑缘油脂等进入角膜帽下而增加感染的风险。同时应嘱咐患者术前洗澡,清洁头面部,禁止化妆。近期反复发作的病毒性角膜炎为 SMILE 手术的绝对禁忌证,而对有或疑似单纯疱疹病毒感染性角膜炎病史的患者应进行眼部详细检查,包括眼睑皮肤检查和角膜知觉检测,有角膜基质混浊、血管翳、角膜新生血管等体征者均可能是既往病毒感染的迹象。此外,应关注角膜内皮细胞数量的变化,以防范病毒性角膜内皮炎。手术器械应严格消毒,注意术中的无菌操作。

随着 SMILE 手术技术的发展和手术量的不断增加,关于围手术期的感染问题不容忽视。屈光手术医师应重视 SMILE 手术后感染的特殊性,术前应全面评估手术适应证,严格管理和控制围手术期的各个环节;术中应严格无菌操作,尽量缩短手术时间;术后采用合理护理方法及用药方法,加强患者对术眼的管理教育,注意眼部卫生,力求将感染风险降至最低。如果术后术眼不慎发生感染也不必过于担心,应及时发现问题并正确诊断,精准治疗,最终也可以取得较好的满意度和视觉质量。

（张丰菊　李　玉）

参考文献

1. LI J,REN SW,DAI LJ,et al. Bacterial keratitis following small incision lenticule extraction. Infect Drug Resist,2022,15:4585-4593.
2. CHEHAIBOU I,SANDALI O,AMELINE B,et al. Bilateral infectious keratitis after small-incision lenticule extraction. J Cataract Refract Surg,2016,42(4):626-630.
3. 刘畅,孙旭光.飞秒激光小切口角膜基质透镜取出术后角膜感染的临床警示.眼科,2018,27(6):464-465.
4. SOLOMON R,DONNENFELD E D,HOLLAND E J,et al. Microbial keratitis trends following refractive surgery:Results of the ASCRS infectious keratitis survey and comparisons with prior ASCRS surveys of infectious keratitis following keratorefractive procedures. J Cataract Refract Surg,2011,37(7):1343-1350.
5. 张丰菊,孙明甡.强化飞秒激光小切口角膜基质透镜取出围手术期感染的管理和控制.中华眼科杂志,2020,56(2):86-88.
6. CHAN TCY,CHOW VWS,JHANJI V. Collagen cross-linking with photoactivated riboflavin(pack-cxl)for bacterial keratitis after small incision lenticule extraction(SMILE). J Refract Surg,2017,33(4):278-280.
7. SOLEIMANI M,HAYDAR AA. Fungal keratitis after small incision lenticule extraction(SMILE):A case report and review of the literature. J Ophthalmic Inflamm Infect,2021,11(1):25.
8. 孙旭光,朱刘.飞秒激光小切口角膜基质透镜取出术后真菌感染一例.中华眼科杂志,2018,54(8):617-618.
9. GUINDOLET D,BADAOUI A,ELLUARD M,et al. Unusual severe interface inflammation after uneventful small incision lenticule extraction(SMILE). J Refract Surg,2016,32(12):855-857.

第四节 ▎薄纱或薄雾状视物不清、眩光

薄纱或薄雾状视物不清是指 SMILE 术后早期患者感觉视物发雾,薄纱样视物不清;眩光是指点光源(如灯泡)发散变形,感觉刺眼;光晕是指点光源周围出现同心环状光圈。发生眩光的患者主诉多在暗的背景下,点光源周围出现光圈或光晕等。

一、原因

过高的矫正屈光度、过小的光学区或偏中心及暗光下瞳孔直径大是术后产生夜间视力差、眩光、光晕的危险因素。这些患者术后高阶像差,尤其是球差和彗差显著增加,甚至比术前增加几十倍。术后早期角膜轻度水肿可能是其主要原因,随着时间的推移、角膜伤口修复及主观适应和补偿增强等,这些症状多可减轻或消退。个别患者与瞳孔直径较大、个体敏感性强等因素有关。

二、预防及处理

（一）预防
术前根据瞳孔直径合理地扩大光学区并增加过渡区,使其超过暗光下瞳孔直径,可改善术后视觉质量。
（二）治疗
术后早期轻度的眩光及光晕可随着时间推移而逐渐减轻或适应。对于自觉症状重、明显影响生活工作和学习、角膜地形图和/或波前像差检查提示有可能对上述症状进行合理解释的结果者,重复稳定的数据在提示出可预测性好的前提下可考虑行角膜地形图或波前像差引导下的个性化增效术,以改善症状,但术中需要谨慎实施,达到预期效果和满意度。

（张丰菊　李　玉）

参考文献

1. TIAN H,GAO W,XU C,et al. Clinical outcomes and higher order aberrations of wavefront-guided LASIK versus SMILE for correction of myopia：A systemic review and meta-analysis. Acta Ophthalmol,2023,101（6）：606-618.
2. REINSTEIN DZ,ARCHER TJ,VIDA RS,et al. Objective and subjective quality of vision after SMILE for high myopia and astigmatism. J Refract Surg,2022,38（7）：404-413.
3. 中华医学会眼科学分会眼视光学组. 我国飞秒激光小切口角膜基质透镜取出手术规范专家共识（2018 年）. 中华眼科杂志,2018,54（10）：729-736.

第五节 ▌屈光度数回退、欠矫或过矫

一、原因

屈光回退是指在角膜屈光手术后的较长时间中屈光度较术后早期增加,出现治疗效果减退、裸眼视力下降的现象。屈光回退的主要原因是由于术后角膜上皮重塑或角膜生物力学改变而引起的角膜屈光力发生改变所致。

屈光度欠矫或过矫是角膜屈光术后早期屈光度残留或矫正过度的现象,与术前验光的准确性、手术设计与目标设计的偏差、术中操作误差或手术环境(包括场地、温度、湿度、设备等)以及个体差异等因素有关。此外,由于有些患者角膜厚度有限但近视度数过高、因职业要求的近距离用眼或年龄因素等原因,存在适当预期合理欠矫的情况。

SMILE 术后一般较少出现屈光回退现象,但仍不除外少数术前屈光度较高、术中切削厚度较多以及特殊个体可能出现屈光度回退的可能,也与患者的性别、年龄、慢性干眼、角膜曲率、手术的光区大小等存在相关性。值得注意的是,由于目前 SMILE 术中无法进行瞳孔追踪定位及旋转补偿,因此手术时对中心定位的要求较高,而偏心切削所致的术后角膜生物力学失衡,常常是术后远期出现屈光回退、不规则散光等并发症的原因之一。

二、处理

1. 药物治疗　术后早期可以适当应用糖皮质激素类药物以抑制角膜上皮重塑,同时可联合抗青光眼类药物降低眼压,以减少早期角膜后表面前凸及角膜生物力学改变引起的屈光力变化。

2. 手术治疗　对于排除了术后角膜扩张、圆锥角膜的患者可密切观察其屈光度数变化,在术后 3～6 个月屈光度完全稳定的情况下,如角膜厚度满足增效手术的条件时可考虑进行加强手术。

1）对于屈光度回退较小、原角膜帽相对较厚的患者,可选择角膜表层手术。

2）对于屈光度回退较大或原角膜帽较薄的患者,在确保残留角膜基质≥280μm 时,可用 Circle 软件,应用飞秒激光在原角膜帽平面制作角膜瓣,并将角膜瓣掀开,在此基础上进行准分子激光的加强手术。但是注意的要点是,正确评估增效手术后角膜生物力学的稳定性,避免术后远期角膜扩张的发生。

附早期屈光回退病例 1 例:

35 岁女性患者,因双眼视物模糊 20 余年要求行近视眼手术。患者基本资料及手术情况见表 6-5-1。

表 6-5-1　患者双眼基本资料及手术情况

主诉	双眼视物模糊 20 余年,要求行近视眼手术,近两年近视度数稳定		
术前眼部检查	项目	右眼(主视眼)	左眼
	视力	0.04	0.04
	眼压/mmHg	13	11
	显然验光	−5.75DS/−0.25DC×5=1.0	−4.50DS/−1.25DC×10=1.0
	散瞳验光	−5.25DS/−0.25DC×5=1.0	−4.25DS/−1.25DC×10=1.0
	角膜厚度/μm	500	496
	角膜曲率/D	42.76@73/42.16@163	43.75@93/42.26@3
	暗瞳直径/mm	6.16	5.72
全飞秒手术拟矫度数		−6.40DS/−0.25DC×5	−5.25DS/−1.25DC×10
全飞秒手术光区/mm		6.5	6.5
帽厚度/切削深度/残余基质厚度/μm		105/113/282	105/111/280

术后常规复查情况如下(表 6-5-2)。

表 6-5-2　患者术后 1 天和 1 周复查结果

复查时间		右眼	左眼
术后 1 天	视力	1.0	1.0
	电脑验光结果	−0.25DS	−0.37DS
术后 1 周	视力	1.0	1.0
	电脑验光结果	−0.25DS/−0.25DC×10	−0.12DS

术后 3 周患者自觉双眼视力下降,检查情况如下(表 6-5-3,图 6-5-1、图 6-5-2)。

表 6-5-3 患者术后 3 周复查结果

检查项目	右眼	左眼
视力	0.3	0.9
电脑验光	−1.37DS/−0.25DC×7	−0.87DS
散瞳验光	−1.25DS/−0.25DC×5=1.0	−1.00DS=1.0
眼压/mmHg	10	9
角膜上皮厚度/μm	74	70

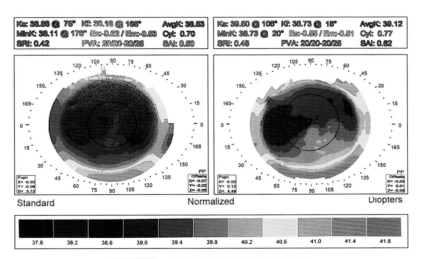

图 6-5-1 患者术前眼前节 OCT 表现

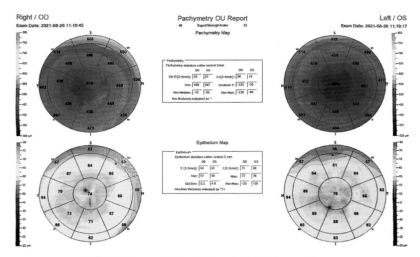

图 6-5-2 患者术后 3 周复查眼前节 OCT 表现

眼前节 OCT 结果提示,角膜中央上皮厚度右眼 74μm,左眼 70μm,较术前(图 6-5-1)均明显增厚(图 6-5-2)。考虑患者术后早期屈光回退与角膜上皮重塑增厚有关。给予糖皮质激素冲击治疗后,患者角膜上皮厚度恢复到术前水平,视力恢复到 1.0。

术后 9 周及术后 3 个月复查情况如下(表 6-5-4)。

表 6-5-4 患者术后 9 周及术后 3 个月复查结果

术后时间	检查项目	右眼	左眼
术后 9 周	视力	1.0	1.2
	电脑验光	−0.62DS	−0.25DS
	角膜上皮厚度 /μm	61	56
术后 3 个月	视力	1.0	1.2
	电脑验光	−0.25DS	−0.37DS
	角膜上皮厚度 /μm	63	58

(张丰菊　郭　宁　孙明甡)

参考文献

1. 中华医学会眼科学分会眼视光学组. 我国飞秒激光小切口角膜基质透镜取出手术规范专家共识(2018 年). 中华眼科杂志,2018,54(10): 729-736.
2. ASIF MI,BAFNA RK,MEHTA JS,et al. Complications of small incision lenticule extraction. Indian J Ophthalmol,2020,68(12): 2711-2722.
3. BLUM M,LAUER AS,KUNERT KS,et al. 10-year results of small incision lenticule extraction. J Refract Surg,2019,35(10): 618-623.
4. MOSHIRFAR M,PARSONS MT,CHARTRAND NA,et al. Photorefractive keratectomy enhancement(PRK)after small-incision lenticule extraction (SMILE). Clin Ophthalmol,2022,16: 3033-3042.
5. PAPA-VETTORAZZI MR,GÜELL-VILLANUEVA JL,CRUZ-RODRI-GUEZ JB,et al. Long-term efficacy and safety profiles following small incision lenticule extraction in eyes with ≥5-year follow-up. Eur J Ophthalmol, 2022,32(6): 3333-3339.
6. LIU YC,ROSMAN M,MEHTA JS. Enhancement after small-incision lenticule extraction: Incidence,risk factors,and outcomes. Ophthalmology,2017, 124(6): 813-821.

第六节 ▎视力恢复延迟

一、原因

SMILE 术后早期,由于患者角膜组织反应的个体差异、手术创伤或激光性能的稳定性等原因,引起角膜水肿等愈合反应,可能影响术后早期的视力恢复。对于近视度数较高、角膜透镜较厚、术中角膜层间操作时间较长或角膜透镜分离不顺利的患者,出现术后视力恢复延迟的可能性较大。

二、处理

1. 在排除了感染、DLK 等亟需处理的炎症性术后并发症后,由于 SMILE 的手术特点,术后早期患者可能会出现视力恢复延迟的情况,但一般情况下随着时间的延长和组织水肿反应的逐渐消退,视力可逐步恢复。应嘱患者耐心等待,避免焦虑,术眼一般在术后 1 周至数月恢复至最佳矫正视力。

2. 根据病因对症处理,若出现角膜水肿等症状,必要时可适当辅以糖皮质激素滴眼液或非甾体抗炎类滴眼液等点眼治疗。

3. 术后早期大部分患者远视力尚佳,而由于术眼对短期调节需求的增加尚不耐受,因此导致近视力恢复时间延迟,术后 1～3 个月随着术眼的逐渐适应可恢复正常,屈光度数越高或年龄越大者其不耐受症状越明显。故应根据患者的双眼视功能评估情况做好术前手术方案设计,术后可辅以相应的调节功能训练,促进其视觉功能的尽快恢复,减轻视疲劳症状,提高患者的舒适度和满意度尤为重要。

（张丰菊　孙明甡）

参考文献

1. 中华医学会眼科学分会眼视光学组. 我国飞秒激光小切口角膜基质透镜取出手术规范专家共识(2018 年). 中华眼科杂志,2018,54(10):729-736.

2. 中国医师协会眼科医师分会屈光手术学组. 中国伴年龄相关性调节不足屈光不正患者激光角膜屈光手术专家共识(2021 年). 中华眼科杂志,2021,57(9):651-657.

3. ASIF MI,BAFNA RK,MEHTA JS,et al. Complications of small incision lenticule extraction. Indian J Ophthalmol,2020,68(12):2711-2722.

4. BLUM M,LAUER AS,KUNERT KS,et al. 10-year results of small incision lenticule extraction. J Refract Surg,2019,35(10):618-623.

第七节 ┃ 小切口处上皮岛或角膜帽下上皮植入

一、原因

在激光板层角膜屈光手术后的并发症中，角膜上皮植入较为常见，多见于机械板层刀制瓣的 LASIK 术后，而 SMILE 术后发生小切口处上皮岛或角膜帽下上皮植入并不常见。小切口处上皮岛或角膜帽下上皮植入的主要原因是角膜上皮细胞通过手术中的小切口移行至角膜帽与基质床之间，或术中进行分离取出角膜透镜等层间操作时将脱落的角膜上皮细胞带入层间，并在角膜板层间增殖聚集所致。更为罕见的是，发生气泡垂直爆破时也有可能将角膜上皮细胞带入，发生小切口处上皮岛或角膜帽下上皮植入。带入的角膜上皮细胞种植于角膜层间者即为角膜帽下上皮植入，而位于小切口周围的少量角膜上皮细胞聚集即为小切口处上皮岛。

造成 SMILE 术后角膜上皮植入的危险因素包括：

1. 术中角膜上皮剥脱。
2. 角膜上皮基底膜营养不良。
3. 复发性角膜糜烂。
4. 频繁的术中层间操作或操作不轻柔。
5. 其他引起角膜上皮细胞易松脱的因素。

二、临床表现

(一) 症状

患者可表现出眩光、光晕感、畏光等不适视觉症状，轻者引起最佳矫正视力轻微下降或像差增大，或者暗环境下视物清晰度下降；重者视力显著下降。

（二）体征

裂隙灯显微镜下可见位于角膜板层间的、呈灰白色轻微隆起的混浊病灶，可融合为大片状，或呈散在的上皮细胞堆（图 6-7-1），位于手术小切口周围，若与术中操作器械带入的上皮细胞残留层间有关，则病灶亦可位于角膜帽下任意位置。

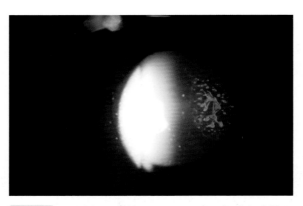

图 6-7-1　裂隙灯显微镜下 SMILE 术后角膜上皮植入病灶表现

患者可能由于角膜层间上皮病灶引起不规则散光，出现矫正视力下降。

（三）辅助检查

1. 角膜地形图

角膜地形图显示，角膜中央光学区进行激光切削后曲率较低，但角膜上皮病灶处局部隆起，曲率陡然增高，呈现不规则散光状态（图 6-7-2）。

2. 眼前节 OCT

眼前节 OCT 表现为角膜层间的局部高反射条带影，其所在深度与角膜帽厚度一致，提示高反射影位于切削层面之间（图 6-7-3）。

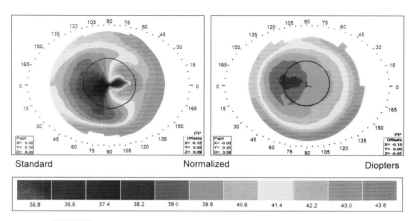

图 6-7-2　SMILE 术后角膜上皮植入病灶的角膜地形图表现

显示患眼（右眼）角膜鼻侧相应部位曲率的异常不规则增高。

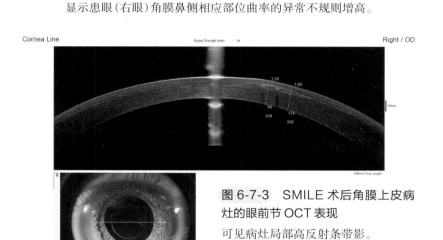

图 6-7-3　SMILE 术后角膜上皮病灶的眼前节 OCT 表现

可见病灶局部高反射条带影。

三、预防

1. 合理减少术前表面麻醉药物的使用频率，以减少麻醉药物对角膜上皮的刺激，避免导致角膜上皮水肿而增加上皮剥脱的风险。

2. 术中操作动作应轻柔,避免术中角膜上皮损伤和松脱。

3. 相对于 LASIK 等类型的板层手术,SMILE 手术切口较小,术中难以进行充分的层间冲洗,因此应避免术中过于频繁的角膜层间操作,以免将脱落的角膜上皮细胞带入层间,同时强化术终手术切口的密闭性。

四、处理

(一) 处理原则

发生 SMILE 术后角膜上皮植入时应对病灶的范围、病灶形态等因素进行综合分析,合理选择处理方案。

1. 病灶位于角膜帽边缘以内 2mm,即光学区以外的角膜中周部,病灶较薄,边界清晰,且没有明显视觉症状时,可进行随访观察,不做干预。如稳定的小切口处上皮岛,可不予处理。

2. 病灶较厚,且有逐渐向光学区进展的趋势,伴随周围角膜基质水肿融解等改变者应及时处理,以免造成最佳矫正视力的下降。

(二) 处理方案

1. 药物治疗

早期病情较轻时可局部应用糖皮质激素滴眼液,密切随诊观察。

2. 手术干预

有进展趋势的层间角膜上皮植入应手术刮除病灶。通常可从角膜帽下小切口彻底清除层间上皮细胞。如果植入上皮的位置较深且面积较广泛,也可局部取出植入的上皮团,获得满意的术后效果。若经验不足或操作困难,必要时在充分与患者沟通后打开角膜帽,以充分暴露角膜基质床。SMILE 术后可通过 Circle 程序制作角膜瓣,掀瓣后应轻柔地仔细刮除瓣下及基质床面的上皮细胞。

为减少刮除后再次发生角膜上皮植入的风险,患眼可佩戴角膜绷带镜,消除层间缝隙,增加切口的密闭性。

(张丰菊　宋彦铮)

参考文献

1. RAPUANO CJ. Management of epithelial ingrowth after laser in situ keratomileusis on a tertiary care cornea service. Cornea,2010,29(3):307-313.
2. DEROJAS SILVA MV,TOBÍO RUIBAL A. New mechanism for epithelial ingrowth after small incision lenticule extraction:Vertical epithelial gas breakthrough. Eur J Ophthalmol,2023,33(3):NP78-NP83.
3. KAMIYA K,TAKAHASHI M,SHOJI N,et al. Two cases of epithelial ingrowth after small incision lenticule extraction. Am J Ophthalmol Case Rep,2020,19:100819.

第八节 ▌ 角膜帽层间微皱褶

一、原因

在激光板层角膜屈光手术中,由于角膜前基质层组织被激光消融,或通过飞秒激光的光爆破作用制作成微透镜取出,那么理论上角膜瓣或角膜帽的下表面积大于基质层的切削面积。那么在 LASIK 术角膜瓣复位过程中,角膜瓣会覆盖基质层的切口边缘,或在切口对合整齐的情况下出现皱褶;同理,SMILE 术后由于切口范围的限制,也可能会发生皱缩,形成前弹力层皱褶(Bowman membrane microdistortions)。

SMILE 术后发生前弹力层皱褶的可能因素包括:

1. 取出角膜基质透镜的厚度 理论上,角膜基质透镜厚度越厚,透镜取出后角膜形态改变越大,角膜帽后表面的表面积与透镜取出后的基质床面积之间的差距越大,越容易发生角膜前弹力层皱褶。

2. 术眼屈光度或等效球镜度 屈光度大小与取出的角膜基质透镜厚度有直接的相关性,故高度近视眼行 SMILE 手术后前弹力层皱褶的发生率可能更高。

3. 可能与角膜曲率、术后短期的炎症反应、角膜水肿有关。

4. 可能与术者操作熟练程度或术中激光能量的稳定性有关。

二、临床表现

(一) 症状

理论上 SMILE 术后的前弹力层皱褶可能影响切削区表面的规则程度,造成角膜光学界面的不规则,引起眼内入射光线发生散射,但实际在临床上并未引起明显的视觉症状。尽管曾有研究显示,60% 以上的 SMILE 术后早期患者可存在前弹力层皱褶,但目前尚无因此造成视觉症状的临床报道。

(二) 体征

前弹力层皱褶一般发生于术后早期,术后 1 天～1 周内时较明显,发生于角膜中央区者多于周边部,位于下方角膜者多于上方,水平方向皱褶者较少;1 周后前弹力层皱褶可改善并逐渐趋于稳定。实际上裂隙灯显微镜下观察症状并不明显。

(三) 辅助检查

1. 眼前节 OCT

正常情况下,角膜前弹力层在眼前节 OCT 影像中表现为规则平滑的双线结构,而出现微皱褶时表现为高反光的不规则起伏波浪状(图 6-8-1)。

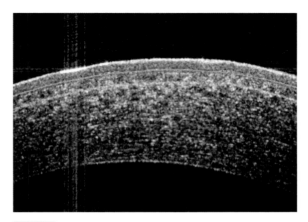

图 6-8-1 SMILE 术后早期前弹力层微皱褶的眼前节 OCT 表现

(图片引自 Shroff R, Francis M, Pahuja N, et al. Quantitative evaluation of microdistortions in Bowman's layer and corneal deformation after small incision lenticule extraction. Transl Vis Sci Technol, 2016, 5(5): 12.)

2. 生物力学测量

与制作角膜瓣的激光板层角膜屈光手术相比, SMILE 手术对角膜生物力学有更好的保护作用。尽管 SMILE 术后仍然会出现角膜生物力学稳定性的下降, 但与微皱褶的形成无明显相关性。

三、预防

1. 术中注意操作应轻柔, 尽量以平滑的动作分离角膜基质透镜, 切勿在光学区反复进行粗暴的操作。

2. 对于高度近视等容易出现微皱褶者, 术中可在取出透镜后由上向下适度按摩角膜帽, 有助于角膜帽与基质床的贴合对位。但应注意手法轻柔, 以免造成角膜上皮擦伤或缺损。

四、处理

1. 多数情况下，随着时间的推移微皱褶可逐渐自行消退。若皱褶未对角膜的光学特性产生明显影响，且患者无视觉症状者，可不予干预。

2. 若造成泪膜和角膜前部光学面破裂时，可用人工泪液点眼，进行眼表微环境的保护。

3. 若考虑存在较为严重的炎症反应或角膜水肿时，可根据情况积极对症处理，必要时可适当延长糖皮质激素滴眼液的局部应用时间。

（张丰菊　宋彦铮）

参考文献

1. 谭倩，马代金. SMILE 的研究进展. 中华眼视光学与视觉科学杂志，2017，19（4）：251-256.

2. IVARSEN A，HJORTDAL J. Complications and management of SMILE// LINKE S，KATZ T. Complications in Corneal Laser Surgery. Berlin：Springer，Cham. 2016：111-125.

3. SHROFF R，FRANCIS M，PAHUJA N，et al. Quantitative evaluation of microdistortions in Bowman's layer and corneal deformation after small incision lenticule extraction. Transl Vis Sci Technol，2016，5（5）：12.

4. AHMED AA，HATCH KM. Advantages of small incision lenticule extraction （SMILE）for mass eye and ear special issue. Semi Ophthalmol，2020，35（4）：224-231.

5. SHETTY R，SHROFF R，KAWERI L，et al. Intra-operative cap repositioning in small incision lenticule extraction（SMILE）for enhanced visual recovery. Curr Eye Res，2016，41（12）：1532-1538.

第九节 ▏角膜基质层间雾状混浊

一、原因

SMILE 手术角膜帽的设定多为 100～120μm，属于前弹力层下角膜前基质部分，故术后创伤愈合时有可能会产生角膜基质层间的雾状混浊（haze）。此种混浊不同于表层切削术的角膜上皮下混浊，程度多较轻，且消失速度较快。

造成 SMILE 术后发生 haze 的危险因素包括：

1. 角膜帽过薄，接近前弹力层附近。

2. 手术中冲洗次数过多，特别是制作的角膜囊袋中过度冲洗。

3. 严重的 OBL，术中过度操作。

4. 个体反应较强，对激光发射光敏感，如痤疮、瘢痕体质、超敏体质。

5. 术后糖皮质激素用量少。

6. 强紫外光照射。

二、临床表现

（一）症状

患者可表现出眩光、畏光等不适视觉症状，轻者引起最佳矫正视力轻微下降，重者视力显著下降，一般持续 3 个月左右，经过常规糖皮质激素滴眼液的局部用药或高浓度糖皮质激素滴眼液的冲击治疗可以治愈。然而，仍有 0.5%～1% 的患者 haze 消失速度缓慢，治疗不及时者会影响视力，甚至严重危害视力，因此对于 haze 一定要给予高度重视。

（二）体征

裂隙灯显微镜下可见角膜层间混浊，按照混浊程度可对 haze

分级：

0 级：裂隙灯显微镜检查角膜完全透明。

0.5 级：裂隙灯显微镜斜照法才能发现轻度点状混浊。

1 级：裂隙灯显微镜下容易发现角膜混浊，但不影响对虹膜纹理的观察。

2 级：角膜混浊对虹膜纹理的观察有轻度影响。

3 级：角膜明显混浊，对虹膜纹理的观察有中度影响。

4 级：角膜严重混浊，不能窥见虹膜。

三、预防

1. 避免手术中过多地进行角膜帽下冲洗。

2. 适当厚度的角膜帽设计。

3. 术后按时复查，常规局部用药。

4. 减少紫外线照射。

四、处理

1. 局部常规应用低浓度的糖皮质激素滴眼液，必要时增加用药频次或改用高浓度糖皮质激素滴眼液进行冲击治疗，密切监测眼压，确保眼压在正常范围。

2. 通过治疗，随着时间的推移，角膜基质层间 haze 通常会逐渐消退而不影响视力。

（张丰菊　吴文静）

参考文献

1. LV X，ZHANG F，SONG Y，et al. Corneal biomechanical characteristics following small incision lenticule extraction for myopia and astigmatism with 3 different cap thicknesses. BMC Ophthalmol，2023，23（1）：42.

2. WANG Y，MA J，ZHANG L，et al. Postoperative corneal complications in

small incision lenticule extraction：Long-term study. J Refract Surg, 2019, 35
（3）：146-152.

3. ASIF MI, BAFNA RK, MEHTA JS, et al. Complications of small incision
lenticule extraction. Indian J Ophthalmol, 2020, 68（12）：2711-2722.

第十节 ▎ 层间积液综合征

角膜层间积液综合征（interface fluid syndrome, IFS）是屈光矫正术后角膜瓣或角膜帽与基质床间连接疏松而形成潜在腔隙，在高眼压或角膜内皮失代偿等情况下，房水进入角膜基质并聚集于层间，形成角膜层间积液，造成视力严重下降。LASIK术后发生 IFS 已有报道，关于 SMILE 术后 IFS 的发生近年内也有报道。

一、原因

IFS 的常见原因包括：
1. 糖皮质激素性高眼压。
2. 原发性或继发性青光眼。
3. 葡萄膜炎。
4. 角膜内皮损伤。

二、临床表现

（一）症状
多出现在 SMILE 手术 1 周后，早期可呈现高眼压相关的疑似弥漫板层角膜基质炎表现，后期表现为 IFS。

（二）体征
典型 IFS 者眼压可高达 30～50mmHg，激光扫描共聚焦显微镜检查无炎性细胞存在，眼前节 OCT 检查可见角膜层间的积液，严重者可形成假前房,应用非接触眼压计测得的中央角膜区眼压值可为 0～3mmHg,对于可能存在 IFS 的情况建议用笔式眼压计进行周边眼压监测,避免误诊及漏诊。

（三）鉴别诊断

1. DLK　IFS 和 DLK 均可出现视力下降、角膜水肿及角膜炎性反应,故二者容易误诊。DLK 于术后 1～6 天出现视力下降,有轻度刺激症状,有结膜轻度充血和角膜层间沙漠样改变等。激光扫描共聚焦显微镜检查可见炎性细胞,且眼压正常,糖皮质激素滴眼液局部治疗有效。

2. 病毒性角膜内皮炎　病毒性角膜内皮炎多有反复发作病史,主要表现为视力下降、畏光、疼痛、结膜充血、角膜后沉着物（keratic precipitate, KP）、角膜基质及上皮水肿等,累及小梁网时会有眼压升高。IFS 无特征性 KP 及角膜内皮炎症,且视力下降程度与角膜炎性反应不相符,可作为鉴别诊断依据。

三、预防

轻度层间病变者裂隙灯显微镜检查不易发现层间积液,且中央角膜区眼压测量值常较低等也易导致 IFS 的误诊,因而眼前节 OCT 和激光扫描共聚焦显微镜的应用及笔式眼压计测量角膜周边眼压对于 IFS 的早期诊断尤为重要。

四、处理

1. 早期明确诊断并及时准确治疗,一般预后较好。

2. 术后糖皮质激素滴眼液的局部应用导致高眼压的可能性较大,应密切随访眼压变化,通常及时给予降眼压药物治疗后效果显著。

（张丰菊　吴文静）

参考文献

1. ZHENG K,HAN T,LI M,et al. Corneal densitometry changes in a patient with interface fluid syndrome after small incision lenticule extraction. BMC Ophthalmol,2017,17(1):34.
2. BANSAL AK,MURTHY SI,MAAZ SM,et al. Shifting "Ectasia":Interface fluid collection after small incision lenticule extraction(SMILE). J Refract Surg,2016,32(11):773-775.

第十一节 ▏ 术后角膜扩张

一、原因

角膜扩张是 SMILE 术后的严重并发症之一,可导致进行性角膜变陡变薄、不规则散光增加及矫正视力显著下降,严重者须进行 CXL,甚或角膜移植手术。尽管有研究表明,与 LASIK 矫治近视及散光相比 SMILE 不用制作角膜瓣,在角膜帽下进行角膜基质透镜分离及取出可以保留更多的前部角膜基质,对角膜生物力学的影响相对较小,术后角膜生物力学更为稳定。然而,本质上 SMILE 依然属于角膜板层屈光手术,其术前筛选标准及适应证的掌握应与 LASIK 趋同。术后出现角膜扩张的原因多与术前即存在未被识别的亚临床或早期圆锥角膜,以及预矫正屈光度高而致角膜帽下基质床厚度保留不足等有关。此外,手术时年龄较小(<21 岁)、因眼痒等症状频繁揉眼、孕期及哺乳期、二次手术等均是导致术后角膜扩张的危险因素。

二、临床表现

患者术后数月至数年裸眼视力,特别是矫正视力进行性下降,近视尤其是散光屈光度明显增加;角膜地形图检查发现不规则散光或角膜原光学区中央或旁中央,尤其是下方异常隆起(图 6-11-1)。严重者裂隙灯显微镜下可见角膜中央局部变薄隆起,呈圆锥状外观。

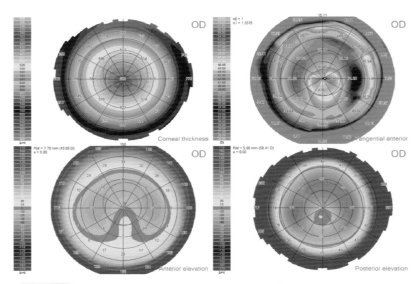

图6-11-1　右眼近视 SMILE 术后4年发生圆锥角膜患者角膜地形图表现

角膜地形图屈光四图显示角膜前表面切向地形图光区中央异常隆起,裸眼视力 0.6;显然验光 +0.25DS/−4.75DC×115=0.6。

三、预防

与其他板层角膜屈光手术相同,SMILE 手术应严格掌握手术适应证,结合屈光及配镜史,术前用三维角膜地形图、角膜生物力学等设备进行筛查,排除早期或疑似圆锥角膜的患者。此外,手术参数设计时须注意术后角膜组织改变的百分比(percent tissue altered,PTA),建议 PTA 低于 40%,PTA=(角膜帽厚度+透镜厚度)/最薄角膜厚度。

四、处理

一旦确定为术后角膜扩张应尽早行 CXL 或飞秒激光辅助的角膜基质透镜植入（femtosecond intrastromal lenticule implantation，FILI）联合 CXL，以控制角膜扩张的进展。术后可配戴框架眼镜或硬性透气性角膜接触镜（rigid gas permeable contact lens，RGP）以提高矫正视力。个别难以控制或进展至晚期，严重影响矫正视力者须进行板层或穿透性角膜移植手术。

（陈跃国）

参考文献

1. GOUPILLOU P，BOUTILLIER G，NAGUSZEWSKI D，et al. Long-term follow-up of bilateral ectasia after laser-assisted small-incision lenticule extraction（SMILE）with known risk factors. Eur J Ophthalmol，2023，33（3）：NP14-NP17.
2. MOSHIRFAR M，ALBARRACIN JC，DESAUTELS JD，et al. Ectasia following small-incision lenticule extraction（SMILE）：A review of the literature. Clin Ophthalmol，2017，11：1683-1688.
3. GANESH S，BRAR S，BOWRY R. Management of small-incision lenticule extraction ectasia using tissue addition and pocket crosslinking. J Cataract Refract Surg，2021，47（3）：407-412.

第十二节 ▍边缘无菌性角膜浸润

一、原因

角膜屈光手术后边缘无菌性角膜浸润是一种无菌性局限性非感染性炎症反应，多见于 LASIK 术后，也有发生于准分子激光角膜上皮瓣下磨镶术（laser-assisted subepithelial keratomileusis，LASEK）

后的报道,SMILE 术后并不常见。其具体发生机制尚不完全明确,目前多认为与免疫反应有关,与 DLK 的发病机制相似。边缘无菌性角膜浸润属于一种角膜抗原诱导的免疫反应,即激光对角膜组织的切削导致角膜基质内抗原释放,免疫复合物激活补体系统,致多核细胞在角膜内浸润。引起免疫反应的潜在危险因素包括免疫复合物沉积、自身血清抗体的存在、角膜上皮和基质细胞中人类白细胞抗原(human leukocyte antigen-Ⅱ,HLA-Ⅱ)抗原异常表达、血管损伤以及异常细胞介导等。角膜屈光手术术前慢性睑板腺炎症、结膜炎症、反复发作的角膜炎病史、脂溢性皮炎或者全身免疫系统相关疾病均可能是术后发生边缘性无菌性角膜浸润的危险因素。

朗格汉斯细胞作为一种抗原提呈细胞,在角膜周边部分布比较丰富,该处的抗原和抗体的分布比例平衡,是免疫反应的良好场所,并且角膜缘血管能快速提供炎症细胞,这可能是浸润发生在角膜周边部的主要原因。另外,角膜浸润区与角膜缘之间的透明区可能与该部位邻近角膜缘血管网,抗原或细胞浸润易被吸收有关。

二、临床表现

(一) 症状

多发生于术后 1～5 天,多数在术后 48 小时内发生。患者可表现为眼痛、畏光、流泪、异物感,多数患者症状轻微或无症状,一般情况下对视力影响不大,可双眼发病。

(二) 体征

可见角膜周边环形或近环形的浓密白色浸润条带,伴或不伴有浸润区水肿。角膜上皮完整,浸润区与角膜缘之间有分界清晰的透明带,浸润发生在角膜帽外缘而不是手术区域的角膜板层间,有的患者伴有轻中度结膜睫状充血和/或眼睑痉挛,无分泌物,前房深度正常,无前房闪辉反应(图 6-12-1)。部分患者伴有 DLK 或 haze,可见角膜帽下方层间细沙样浸润(图 6-12-2)。

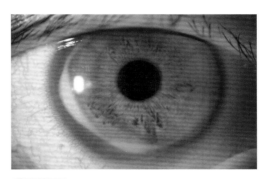

图 6-12-1　SMILE 术后边缘性角膜浸润的裂隙灯显微镜下表现

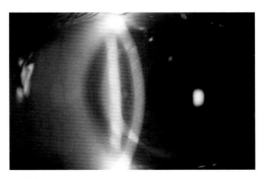

图 6-12-2　SMILE 术后边缘性角膜浸润伴 DLK 的裂隙灯显微镜下表现

(三)辅助检查

1. 激光扫描共聚焦显微镜检查

激光扫描共聚焦显微镜下可见浸润区角膜上皮完整,角膜前部基质可见朗格汉斯细胞,另外激光扫描共聚焦显微镜检查结果有助于边缘性角膜浸润与感染性角膜浸润的鉴别诊断。

2. 微生物学检查及培养

细菌、真菌培养结果均为阴性，有的患者睫毛显微镜检可检出螨虫。

3. 眼前节 OCT

眼前节 OCT 可见角膜上皮完整，角膜基质层可见局限性浸润灶，浸润区及层间表现为炎性反应的高反光区，伴或不伴有角膜水肿。

4. 角膜荧光素钠染色检查

荧光素钠染色无角膜点染，提示角膜上皮完整（图 6-12-3）。

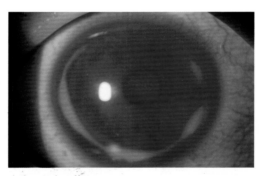

图 6-12-3　SMILE 术后边缘性无菌性角膜浸润的角膜荧光素钠染色

角膜上皮无荧光素钠染色。

5. 全身相关疾病的检查

全身检查包括全身免疫系统相关疾病、感染性疾病、过敏性疾病等的排查，目的是寻找是否有全身系统疾病相关的病因。

三、预防

手术前对患者进行各项检查的严格筛选，特别是认真询问病史；了解该并发症的高危人群，如有睑缘炎等病变，术前对高危因素进行治疗也能有效地避免或减少该并发症的发生。对有过敏史患者应提前干预进行预防,对于变态反应疾病者可以考虑无瓣激光手术。注重术中各步骤的无菌操作,加强围手术期的规范用药。

四、处理

应首先考虑排除全身疾病,如系统疾病、感染性疾病、免疫相关疾病、过敏性疾病或者用药史等情况。

怀疑存在眼部感染时应早期行病原微生物学检查:如角膜细菌、真菌培养及药敏试验以及角膜刮片细胞学检查及激光扫描共聚焦显微镜检查等,并注意与感染性角膜炎进行鉴别诊断。

在相关检查结果出来之前,应根据经验按细菌感染的诊断进行治疗,如微生物培养结果为阴性,应增加糖皮质激素类药物的局部用药量。在局部用糖皮质激素及抗生素进行冲击治疗时,不要过度使用抗感染药物,避免药物性角膜上皮病变的发生。长期上皮不愈合会加重局部反应,早期应予角膜保护,可以佩戴绷带镜。对于细菌和真菌培养结果阴性且对糖皮质激素治疗反应效果不佳且还伴有上皮缺损者,应考虑抗病毒治疗。

在浸润初期症状不典型时可高度怀疑感染,并在发病24~36小时进行积极的治疗,同时也应认识到是否为无菌性炎症,避免不必要的侵入性检查及治疗,如掀开角膜瓣或角膜刮片等,可利用角膜激光扫描共聚焦显微镜检查协助临床鉴别诊断及合理治疗。

如出现 DLK 或细胞聚集在视轴区并伴有 haze 而影响中心视力时应尽早行层间冲洗。合并 DLK 时一定要密切观察病情变化,防止 DLK 进入 3~4 期以上,造成视力的损伤。

(梁　刚)

参考文献

1. 侯杰,郑秀云,党光福,等.飞秒激光制瓣 LASIK 术后双眼无菌性边缘性角膜浸润一例.中华眼视光学与视觉科学杂志,2016,18(5):308-309.

2. LIFSHITZ T,LEVY J,MAHLER O,et al. Peripheral sterile corneal infiltrates after refractive surgery. J Cataract Refract Surg,2005,31(7):1392-1395.

3. Teichmann KD,Cameron J,Huaman A,et al. Wessely-type immune ring following Phototherapeutic keratectomy. J Cataract Refract Surg,1996,22(1):142-146.

4. 俞莹,陈辉,程新梁.准分子激光原位角膜磨镶术后边缘性角膜浸润一例.中华眼科杂志,2010,46(07):649-650.

5. 张丰菊,孙旭光.近视矫正相关并发症病例图解与诊疗思维.北京:人民卫生出版社,2018.

6. 周迎霞,贺瑞.准分子激光屈光手术后边缘无菌性角膜浸润一例.中华眼外伤职业眼病杂志,2015,37(09):718-719.